授業・実習・国試に役立つ

言語聴覚士ドリル プラス

言語発達障害

編集 大塚裕一
熊本保健科学大学保健科学部リハビリテーション学科言語聴覚学専攻

著 井﨑基博
熊本保健科学大学保健科学部リハビリテーション学科言語聴覚学専攻

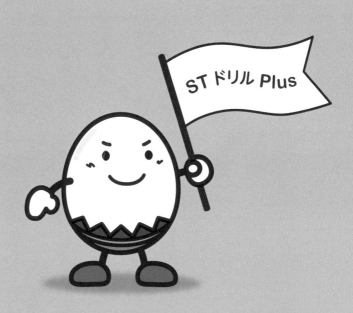

ST ドリル Plus

診断と治療社

刊行にあたって

　現在わが国には，およそ 70 校の言語聴覚士の養成校が存在します。言語聴覚士法（1997 年）の成立時にはその数は数校程度だったのですが，20 年あまりで増加し，県によっては複数校存在しているという状況になっています。言語聴覚士の養成は，さかのぼれば 1971 年，日本初の言語聴覚士養成校である国立聴力言語障害センター附属聴能言語専門職員養成所での大卒 1 年課程の開設が記念すべきスタートになるかと思います。その後，開設された養成校の養成課程は，高卒 3 年課程や高卒 4 年課程の専門学校，大学での 4 年課程，大卒を対象とした 2 年課程などさまざまで，今後これらの課程に加え専門職大学での養成課程が加わろうとしています。

　言語聴覚士法が制定されてから，この約 20 年間での言語聴覚士にかかわる学問の進歩は著しく，教育現場で修得させなければならない知識・技術は増大する一方です。しかしながら入学してくる学生は，千差万別で従来の教育方法では十分な学習が困難となってきている状況もあります。

　今回，このような状況を改善する方策の 1 つとして，修得すべき基本知識を体系的に示したドリルを作成してみました。内容は，言語聴覚士の養成校で学ぶべき言語聴覚障害を専門領域ごとにまとめてシリーズ化し，領域ごとのドリルの目次は統一したものとし，目次を統一したことで領域ごとの横のつながりも意識しやすくなるようにしました。

　特徴としては
①すべての養成課程の学生を対象にしたドリルであること
②日々の専門領域講義の復習のみならず，実習，国家試験にも対応できる基本的な内容を網羅していること
③専門領域ごとにまとめたドリルであるが目次が統一されており，領域ごとの横のつながりが意識しやすいこと
などがあげられます。

　対象は学生ということを念頭においてシリーズ化したのですが，臨床現場で活躍されている言語聴覚士にも，基本的な知識の整理という意味で使用していただくことも可能かと考えています。

　最後に，この『ドリルプラス』シリーズが有効活用され言語聴覚士養成校の学生の学びの一助となることを期待します。

令和 2 年 8 月

大塚裕一

言語発達障害学の学び方

　私が言語聴覚士という職業を知ったのは，大学を卒業して就職してからのことです。口蓋裂のあった人に出会ったことをきっかけに興味をもち言語聴覚士の養成校に入学しました。その時から今に至るまで言語発達障害領域に携わってきました。もともと子どもに興味がある学生にとって言語発達障害学は魅力的な科目でしょう。しかし，医療系やリハビリをイメージして養成校に入学した学生にとっては，嚥下障害学や失語症学などに比べて，言語発達障害学はとっつきにくい（苦手？）と感じるかもしれません。ただし，国家試験では言語発達障害学の配点は嚥下障害や失語症よりも高いですので，言語聴覚士になるにはこの科目をマスターしておく必要があります。

　言語発達障害学を理解するには学び方のコツがあります。評価・訓練の流れだけでなく，子どもの言語発達の特徴（言語発達の段階と言語発達を阻害しうる疾患の特徴）をしっかり頭に入れておくことが大事です。この部分は成人のリハビリでいうと解剖学や生理学といった基礎にあたる部分です。子どもの言語発達の特徴（このドリルでは第2章）を整理できてから，そのあと評価や支援（第3・4章）について学びましょう。このような段階的な学習が言語発達障害学をマスターするポイントです。

　このドリルは養成校の学生が国家試験対策として読むことを意識して執筆にとりかかりました。言語発達障害は国家試験の問題数も多く範囲も広いです。そこで，国家試験の頻出単語や中心テーマをおもに解説していますので，大いに活用してください。もちろん，言語発達障害の授業の復習や学外実習にも利用できるように基本的な内容はおさえてありますので，毎日の勉強にもお役立てください。

　授業の内容を理解でき，国家試験の過去問を解けるようになると，言語発達障害の臨床にもっと興味が出てくることでしょう。また，子どもの行動の意味を学問的に理解できるようになると，目の前の子どもがとても愛おしい存在になります。発達に携わる言語聴覚士の数はまだまだ足りていません。このドリルで学習し言語発達障害学をマスターすることで，子どもの発達を応援できる言語聴覚士が増えることを期待しています。

令和2年8月

井﨑基博

編集者・著者紹介

編集者 ••

大塚裕一　（おおつか　ゆういち）

熊本保健科学大学保健科学部リハビリテーション学科言語聴覚学専攻教授

略　　　歴：1990 年日本聴能言語学院聴能言語学科卒業。2010 年熊本県立大学大学院文学研究科日本語日本文学専攻博士前期課
程修了。1990 年 4 月より野村病院（宮崎県）勤務後 1996 年 9 月より菊南病院勤務。2012 年 4 月より熊本保健科学
大学准教授，2020 年 4 月より現職。

所属学会等：熊本県言語聴覚士会監事，くまもと言語聴覚研究会代表，熊本摂食・嚥下リハビリテーション研究会運営委員。

おもな著書：「なるほど！失語症の評価と治療」（金原出版，2010），「失語症Q&A」（共著，新興医学出版社，2013），「絵でわかる
失語症の症状と訓練」（医学と看護社，2015）「明日からの臨床・実習に使える言語聴覚障害診断」（医学と看護社，
2016）等。

著　者 ••

井﨑基博　（いさき　もとひろ）

熊本保健科学大学保健科学部リハビリテーション学科言語聴覚学専攻准教授

略　　　歴：1998 年大阪大学人間科学部卒業。2003 年大阪リハビリテーション専門学校卒業。2016 年大阪大学大学院人間科学
研究科博士後期課程修了。2003 年より宮崎市総合発達支援センター勤務後，2014 年日本学術振興会特別研究員，
2016 年愛知淑徳大学講師，2018 年より現職。

所属学会等：日本言語聴覚士協会，日本発達心理学会，日本コミュニケーション障害学会，日本K-ABCアセスメント学会。

おもな著書：「明日からの臨床・実習に使える言語聴覚障害診断―小児編」（医学と看護社，2018）。

Contents

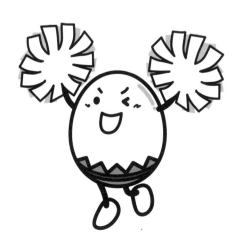

本ドリルの使い方

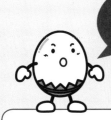

まずは左ページに
集中して問題を
解いてみよう！

左ページに穴埋め問題があります。傍注には「MEMO」を掲載しているので，解答の参考にして解いてみましょう。

右ページには「読み解くための Keyword」として，重要用語を解説しています。知識をより深めましょう！

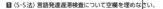

解答は右ページ下に掲載しています。

問題は全部で 402 問！
どのくらい解けたかな？
p.72 の採点表で
採点してみよう！

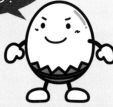

第1章

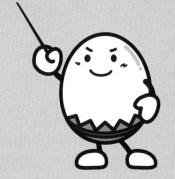

言語発達障害の歴史

この章では言語発達障害のある子どもたちへの教育や支援の歴史について紹介します。ヨーロッパやアメリカでの障害児教育や知能検査の変遷について振り返るとともに，日本の教育制度における言語発達障害児の位置づけについて理解しましょう。

1 言語発達障害の歴史

1 言語発達障害児に対する支援の歴史について空欄を埋めなさい。

- 1690 年イギリスの哲学者 Locke は，人間は白紙の状態で生まれてくるものであり，生後の経験や教育が大切であるとした（　①　）論を唱え，障害児教育が始まった。1760 年頃フランスのパリで de l'Épée が，同じ頃ドイツのライプチヒで Heinicke が，聾学校を建設した。

- 現在の知的障害（言語発達障害）療育の原点といえるのが，言語や聴覚の研究を行っていたフランス人医師 Itard による（　②　）への指導である。Itard は教育の重要性を主張し，聴覚情報を中心とした教育を試みた。

- 1905 年，フランス人心理学者 Binet が弟子の精神科医 Simon とともに世界で初めての（　③　）を作成し，知的障害児を判別するために使用された。その後，この検査は世界に広まり 1916 年アメリカの Terman が改訂してスタンフォード・ビネー法を完成させた。この検査の普及により（　④　）という語が一般化した。

- 1920～30 年代旧ソビエト連邦の教育学者 Vygotsky は，これまでの生物学的アプローチを重視した障害児教育から社会的教育の必要性を主張した。現在の障害児教育においても重要な概念である（　⑤　）を説いた。

- 日本では，1874 年に京都で聴覚障害児に対する教育が始まった。知的障害児については 1891 年石井亮一によって作られた滝乃川学園，肢体不自由児については 1921 年柏倉松蔵によって作られた柏学園が最初である。第 2 次世界大戦後，（　⑥　）法の制定に伴い，盲・聾・養護学校の義務教育制度が作られた。

2 言語発達障害児に対する言語治療の歴史について空欄を埋めなさい。

- 言語治療学としての記述は 1850 年頃から盛んになる。特に（　⑦　）の領域の出版が多かった。アメリカで 1908 年に学校制度の中で最初の言語治療教室が開設された。

- 知的障害児に対する言語治療に関する最初の報告は 1940 年代である。1970 年代になると，学習心理学の（　⑧　）条件づけに基づく学習理論や Piaget の（　⑨　）機能に基礎をおいた指導が広まった。

- 日本では，1953 年千葉県市川市の小学校に言語障害児や読書不振児に対する（　⑩　）式の言語治療教室が初めて開設された。

📝**MEMO**

▶言語発達障害児に対する支援は，歴史的に見て教育，医療という 2 つの側面から行われていることがわかる。現在でも医療と教育の両方の要素を併せもつ「療育」という語が使われている。

読み解くための Keyword

障害児教育の始まり

　Lockeのタブララサの考えは，人間は白紙の状態で生まれてきて，その後の経験や教育が大切であるというものである。特に，感覚の経験を通して観念を獲得することを重視している。

　フランスで最初に de l'Epée が作った聾学校は貧困層の子どもたちを対象とし，聾者の言語としての手話を理解し，手話法による指導を展開した。一方，同時期にドイツで Heinicke が設立した聾学校は富裕層の子どもを対象とした口話法の指導を行った（以前から富裕層の聾児に対しては個別的な指導が行われていたが，その指導方法は秘密とされていた）。そのため両者は対立しており，現在に至る手話─口話論争はこの時代より続くものである。

アヴェロンの野生児

　1799年頃フランスで野生化した11歳くらいの少年が発見された。Itardはこの少年にVictor（ヴィクトール）という名前をつけて5年ほど教育を施した。発見当時は感覚機能が低下していたが，数か月程度で触覚などの感覚機能は向上した。さらに，いくつかのアルファベットを理解するようになった。しかし，言語獲得には至らなかった。このことから，Itardは言語発達には初期経験が重要で臨界期があることを主張した。

知能検査の始まり

　1905年，フランス人心理学者Binetが弟子の精神科医Simonとともに世界で初めての知能検査を作成した。Binetは知的障害児一人ひとりにあわせた個別の教育の重要性を指摘していたが，当時の優生思想のため知能検査は知的障害児を見つけ出し隔離するための道具とされた側面もある。この知能検査を源流として，日本では田中ビネー知能検査Vが現在使用されている。

旧ソビエト連邦の障害児教育

　Vygotskyはもともと今でいう高次心理機能の研究を行っていたが，その後障害児や子どもの発達についての研究を進めた。「自分ひとりでできる水準」と「大人の援助や周りの子どものモデルによってできる水準」を仮定した発達の最近接領域の考え方は，今でも障害児教育に重要な概念である。というのは，この2つの水準を理解することで，子どもにとってどのような場面でどのような援助をすることがよりよい発達を促せるかを考えるヒントになるからである。しかし，旧ソビエト連邦の思想とは相いれず，Stalin（スターリン）が亡くなるまで彼の書物を読むことができなかった。ちなみに，国立モスクワ大学付属心理学研究所で同僚だったのは失語症研究で有名なLuria（ルリア）で，そのとき Luria は知的障害児の言語について研究していた。

日本の障害児教育の歴史

　江戸時代，庶民の教育機関であった寺子屋で聴覚障害児や肢体不自由児も学んでいたといわれている。幕末に確認された寺子屋の8.6％では障害のある子どもたちを受け入れていた，ともいわれている[1]。1874年に京都で聴覚障害児に対する教育が始まった。その後，知的障害児や肢体不自由児に対する教育も行われるようになった。さらに，第2次世界大戦後1953年千葉県市川市の小学校に言語障害児や読書不振児に対する通級式の言語治療教室が初めて開設された。

MEMO

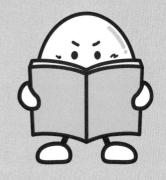

第 2 章

言語発達障害の基礎

この章では言語発達障害を学ぶうえで基礎となる言語発達の概要について説明します。言語発達障害は，「言語発達の段階（発達の程度），つまり各年齢における言語発達の特徴」と「言語発達を阻害しうる関連要因（疾患），つまり主要な障害における言語発達の特徴」という2つの軸で説明できます。それぞれの軸について要点を解説していきますので，この2つの軸の組み合わせで子どもを理解できるようになりましょう。

1 言語発達障害の定義

❶言語発達障害について空欄を埋めなさい。

- 言語発達障害とは，子どもの（ ① ）から期待される水準まで言語が発達していないために，（ ② ）に支障をきたしている状態のことである。

❷言語発達の段階について表の空欄を埋めなさい。

言語発達の段階	生活年齢の目安	おもな言語発達
前言語期	0～1歳	音韻発達に関して（ ③ ）や（ ④ ）の基礎ができる。コミュニケーションの基本となる（ ⑤ ）を行う
語彙獲得期	1～2歳	（ ⑥ ）を獲得する
幼児期前期	2～4歳	語彙だけでなく，（ ⑦ ）を獲得する
幼児期後期	4～6歳	語彙や文法だけでなく，（ ⑧ ）機能や（ ⑨ ）が発達する
学齢期	小学生	（ ⑩ ）を学習する。（ ⑪ ）言語が発達する

❸子どもの言語発達を阻害しうる関連要因について空欄を埋めなさい。

- 言語情報の入力に関連する障害としては，（ ⑫ ）に伴う言語発達障害がある。
- 言語情報の中枢処理に関連する障害としては，社会性や対人相互交渉の障害が関連している（ ⑬ ）に伴う言語発達障害がある。全般的な認知機能の障害が関連している（ ⑭ ）に伴う言語発達障害，注意や実行機能のような高次の認知機能の障害が関連している（ ⑮ ）に伴う言語発達障害である。さらに，言語にかかわる高次脳機能の障害が関連している（ ⑯ ）や，文字の読み書きに特定的な言語領域の障害に関連する（ ⑰ ）もある。
- 言語情報の出力（発声発語器官の運動機能）に関連する障害としては，（ ⑱ ）に伴う言語発達障害があげられる。

MEMO

▶言語発達障害を理解するには，健常児の発達スピードよりどのくらい遅いのか（言語発達の段階），どのくらい異なるのか（関連する障害）の2側面での理解が大切である。

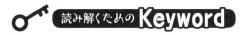

言語発達障害

　言語発達障害の定義は，「子どもの生活年齢から期待される水準まで言語が発達していないために，日常生活に支障をきたしている状態のこと」である。当該の子どもが，生活年齢から期待される言語発達の水準に達しているかどうかということは典型的な子どもの言語発達からどの程度離れているかということである。つまり，典型的な子どもの言語発達を理解しておくことが重要である。そこで，左ページ**2**の「言語発達の段階」は，典型的な言語発達の段階を説明している。次に，言語発達が遅れるとすれば，そこには原因がある。そこで，**3**で「言語発達を阻害しうる関連要因」を説明している。この**2**と**3**が言語発達障害の臨床で必要な 2 つの軸である。

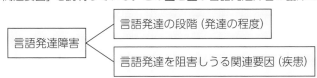

言語発達の段階

　臨床場面で対象とする子どもが，大まかにどの言語発達の段階（前言語期，語彙獲得期，幼児期前期，幼児期後期，学齢期）であるのかを把握することが大切である。それぞれの発達段階の特徴を p. 8〜で説明する。

言語発達を阻害しうる関連要因

　対象とする子どもが言語情報の入力に関連する障害，言語情報の中枢処理に関連する要因，言語情報の出力に関連する障害のいずれを有するのか把握する必要がある。それぞれの特徴を p. 18〜で説明する。

　言語発達の段階と言語発達を阻害しうる関連要因という 2 つの枠組みがあることをおさえて，次のページから学習していただきたい。

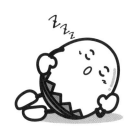

解答

1 ① 手足の運動　② 日常生活動作

2 ③ 身体的機能，④ 身辺動作（自立），⑤ 対人相互交渉，⑥ 言葉，⑦ 文字，⑧ 読み，⑨ 言語理解，⑩ 抽象的思考，⑪ 学習

3 ⑫ 聴覚障害，⑬ 視覚障害，⑭ 知的障害，⑮ 注意欠如・多動性障害（ADHD），⑯ 特発性言語発達遅滞，⑰ 自閉スペクトラム症（ASD），⑱ 脳性まひ

1 前言語期の音声発達について空欄を埋めなさい。

- 誕生時から 2 か月頃までは反射による叫喚音の発声であるが，2〜4 か月頃はアーアーのような母音からなる（　①　）を表出する。4 か月を過ぎると，いろいろな高さや長さの音を発声し，それを聞いて楽しむ（　②　）が見られるようになる。
- 6 か月頃になると母音と子音を組み合わせた [bababa] のような（　③　）が出現する。10 か月を過ぎると，様々な音やイントネーションを持ち会話しているかのような（　④　）の表出がある。そして 1 歳頃には（　⑤　）が出現する。

2 前言語期のコミュニケーション発達について空欄を埋めなさい。

- 生後間もない乳児はまどろんでいるときなど，何に対しても微笑みかける。この現象を（　⑥　）という。しかし，3 か月を過ぎると人の顔に対して特定的に微笑むようになる。この現象を（　⑦　）という。
- 生後 9 か月を過ぎるとコミュニケーション能力は飛躍的に発達する。大人が見ている対象物に注意を向ける（　⑧　）が出現する。そして，自分の意思を伝える行動である（　⑨　）が出始める。この行動は 9 か月頃に始まり，11 か月頃に増加する。
- 同じく，生後 9 か月頃になると，乳児は大人の表情や反応を見て，自分がどのようにふるまうのかを決定する。このことを（　⑩　）という。つまり，大人が「だめ」というと手を引っ込めたりするのは，この能力の働きによるものである。

3 前言語期の認知機能の発達について空欄を埋めなさい。

- 認知機能の発達は言語発達に大きな影響を与えている。特に生後（　⑪　）か月の認知発達はその後の言語発達を予測する大変重要な時期である。
- その頃，乳児は対象物が見えなくなっても本当は実在していることを理解できるようになる。この能力を（　⑫　）という。
- 同じ頃，乳児は自分のしたいことがあると，何らかの手段を使うことで達成できることを理解し始める。このことを（　⑬　）関係の理解という。

4 前言語期の粗大運動の発達について空欄を埋めなさい。

- 生後 3 か月頃，（　⑭　）がある。
- 生後 6 か月頃，（　⑮　）ができるようになる。
- 生後 7〜8 か月頃，（　⑯　）や（　⑰　）ができるようになる。

読み解くための Keyword

クーイング

　2〜4か月頃に聞かれるアーアーのようなおもに母音からなる音声表出のことである。母音だけでなくk音に近い音も産出される。このクーイングの発声は単なる反射的なものではなく，大人との相互交渉（やりとり）のときに頻繁に聞かれる。

ボーカルプレイ

　クーイングから喃語へ移行する時期に聞かれる，いろいろな高さや長さの音を発声することである。自分が発する音を聞いて楽しんでいるので，ボーカルプレイとよばれる。

規準喃語

　6か月頃になると母音と子音を組み合わせて [bababa] のような音を産生する。

生理的微笑

　生後間もない乳児はまどろんでいるときなど，何に対しても微笑みかける。外部の刺激とは無関係に起こるので生理的微笑という。しかし，3か月を過ぎると人の顔に対して特定的に微笑むようになる。このことを社会的微笑という。

共同注意

　9か月頃の乳児はコミュニケーションしている相手と同じものに注意を向ける。このように相手と注意や興味を共有することを共同注意という。語彙の獲得には共同注意が重要といわれており，Tomaselloによると大人が視線を向けた事物に子どもも注意を向け，大人がその対象を見て「犬」と言うと，その事物が犬という名前をもっていることを理解する。

社会的参照

　9か月頃になると，乳児は大人の表情や反応を見て，自分がどのようにふるまうのかを決定する。このことを社会的参照といい，視覚的断崖の実験[1]で証明された。視覚的断崖の実験は乳児の奥行き知覚を調べる実験であったが，社会的参照についても明らかにした。断崖の向こう側にいる母親が怖い顔をすると乳児は断崖を越えようとしないが，母親が笑顔になると乳児は断崖を越えようとする。つまり，母親の顔色を見て自分の行動（断崖を渡るか）を決定していたのである。

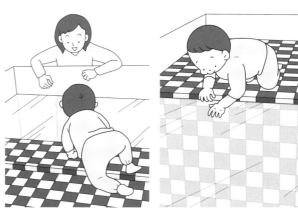

● **視覚的断崖の実験**

事物の永続性

　視界からモノが消えたとしても，実際には存在し続けていることがわかることをいう。生後9か月以降に発達する。この能力は表象能力の始まりといわれ，言語発達には非常に重要な認知能力である。

手段─目的関係

　ある手段を使うことで，自分の目的を達成できることを理解できる。たとえば，子どもは電話のおもちゃを楽しむが，ボタンを押す（手段）とキャラクターの声を聴くことができる（目的）ということを理解しているということである。これは，声を出す（手段）ことで，母親に振り向いてもらう（目的）を理解することにつながり，言語コミュニケーションの基礎となる。

解答

① ①クーイング　②ボーカルプレイ　③規準喃語　④ [babababa]　⑤初語
② ⑥生理的微笑　⑦社会的微笑　⑧共同注意　⑨ L，犬よ！　⑩社会的参照
③ ⑪ 9，⑫事物の永続性　⑬手段─目的
④ ⑭ 初語，⑮運動り，⑯微笑，⑰ はいはい（四つ足歩行）

9

2 言語発達の各段階における特徴──②語彙獲得期

1 語彙獲得期の語彙発達について空欄を埋めなさい。

- 1歳になる頃には，（　①　）が出現する。
- 初期に発話される語彙は品詞では（　②　）が多い。
- 初期の子どもの発話は「ワンワン」という語は犬に対してだけでなく，猫や牛，ヒツジなどあらゆる動物にも使用される。このような現象を（　③　）という。
- だいたい30～50語程度を話すようになる時期を語彙獲得の第1段階といい，（　④　）くらいまでの時期である。
- この時期に，親が子どもに話しかけるときには，独特な話し方（ゆっくり，高いピッチ，繰り返しなど）をする。この話し方のことを（　⑤　）や（　⑥　）という。

2 語彙の発達に関する理論について空欄を埋めなさい。

- Bruner は，言語獲得の過程において大人と子どもの相互作用を重視した。親は，言葉を習得し始めた子どもが言葉の意味や規則を発見しやすいようなかかわり方をしていると考えた。このかかわりのことを（　⑦　）という。また Bruner は，語彙の獲得には，大人と子どもが同時に同じ対象物に関心を示す（　⑧　）の重要性を説いた。
- Markman は，語彙獲得のプロセスについて（　⑨　）を考え出した。この説によると，新しい語を獲得するとき，そのラベルは物体の一部ではなく全体を指すものだとする（　⑩　）制約，類似したものには同じラベルをつける（　⑪　）制約，同じ事物には異なる2つのラベルはつけないという（　⑫　）性があると考えた。

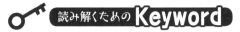

読み解くための Keyword

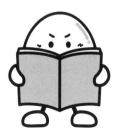

語彙獲得の第1段階

　単語理解ができるようになる頃から，初語の出現を通して，30〜50 語くらいを算出するようになるまでの期間 (年齢では，生後 10 か月から 1 歳半くらいまで) を語彙獲得の第 1 段階という。この時期の語彙の増加はゆっくりとしたもので，語が定着しないことも多い。

　また，この時期は「ブーブー」を車だけでなく電車やバスなどの乗り物にも拡大して使用する過大般用という特徴がある。さらに，親とのやりとりで使う頻度の高い語 (あいさつことばなど) が産出されやすい。

CDS

　大人は乳幼児に話しかけるとき，大人に対して話しかけるのとは異なった語りかけをする。この話し方のことを子どもに向けられた発話 (child directed speech：CDS) や，マザリーズという。CDS の特徴は，「テンポがゆっくりしている」，「声のピッチが高い」，「抑揚のつけ方が強調されている」，「同じ言葉を繰り返す」などがあげられる。

　CDS がもつプロソディの特徴は，乳児が話し手に注意を向け，話し手に反応することに役立つといわれ，親子の情動調律 (相手の情動に合わせる，共感する) が起こりやすくなる。また，大人の CDS は子どもの反応を引き出し，その子どもの反応を見て大人はまた何か反応する。この双方向のやりとりがコミュニケーションの原型となる。

言語獲得援助システム

　心理学者 Bruner による言語獲得の説。Bruner は言語獲得において子どもと大人の相互作用 (やりとり) を重視した。大人が子どもと言語コミュニケーションを行うとき，大人同士のやりとりとは異なる方法を使う。このやりとりの方法 (大人の工夫) によって子どもは言葉の意味や規則を理解しやすくなる。そしてこのやりとりのことを言語獲得援助システム (language acquisition support system：LASS) とよんだ。また，Bruner は語彙獲得における共同注意の重要性を説いている。

制約理論

　Bruner が言語発達において環境の重要性を説いたことに比較して，Markman の制約理論は生得的な立場である。制約理論によると，子どもは生まれながらにもっている制約のシステムを使いながら，語彙を効率的に習得することができる，とされている。制約には，新しい語を獲得するとき，そのラベルは物体の一部ではなく全体を指すものだとする事物全体制約，類似したものには同じラベルをつけるカテゴリー制約，同じ事物には異なる 2 つのラベルはつけないという相互排他性があると考えた。

■幼児期前期の語彙発達の説明について空欄を埋めなさい。

- 1歳半を過ぎ，産出できる語が50語を超えるようになると，言葉の数が急激に増加する。このことを（　①　）という。
- この時期の語彙発達は名詞だけでなく動詞や形容詞，疑問詞におよぶ。2歳代になると，形容詞では「（　②　）」を理解できるようになり，疑問詞では「（　③　）」を使うようになる。
- 2歳代での語彙数は（　④　）語程度といわれる。
- 3歳になるまでには名詞としては（　⑤　）に関する単語（赤，青，黄，緑）を理解できる。また，形容詞では「（　⑥　）」などを理解できるようになる。
- 数の発達に関しては，3歳代で10まで数えることができ，（　⑦　）の概念が10まで存在する。しかし，この年齢では個数に関しては「3個ちょうだい」がわかる程度である。つまり，（　⑧　）の概念は3まで理解できる。

■幼児期前期の文法発達の説明について空欄を埋めなさい。

- 1歳後半から2歳前半にかけて，（　⑨　）が出現する。「ママ　おふろ」などと言うようになる。
- この時期に助詞が出現する。初期に出やすい助詞としては（　⑩　）助詞がある。「……ね」などを使うようになる。
- その後，（　⑪　）助詞を使うようになる。「犬が走る」の「が」は2〜3歳頃に出現する。つまり，名詞＋格助詞＋動詞という文のスタイルを使うということである。
- この時期の助詞はいつも正しく使われているわけではなく，「パンを食べる」を「パンが食べる」のような（　⑫　）も目立つ。

MEMO

▶幼児期前期は，語彙発達だけでなく，文法発達にも目を向ける必要がある。

読み解くための **Keyword**

語彙獲得の第2段階

　産出できる語が50語を超えるあたりから，語彙数は急激に増加し，このことを語彙の爆発的増加という。この1歳半から2歳程度の期間を語彙獲得の第2段階という。語彙は名詞だけでなく動詞や形容詞，疑問詞の理解と産出ができるようになる。日本語を母語とする子どもたちについて調べた小椋の研究[1]によると，産出される語は名詞が最も多く，次いで形容詞，動詞，閉じた語（助詞・助動詞）の順である。諸外国語での研究では，名詞，動詞，形容詞，閉じた語の順であることが多い。

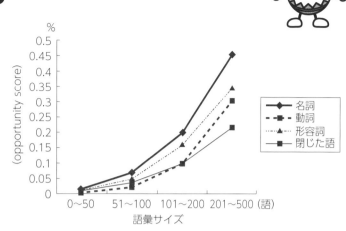

● 語彙の種類と出現率の関係
〔小椋たみ子：日本の子どもの初期の語彙発達. 言語研究 132：29-53, 2007 より作成〕

幼児期前期の語彙発達

　2〜3歳代の語彙発達は以下の通りである。

2歳前半	「大きい―小さい」，「なに？」，語彙は300語程度
2歳後半	「長い―短い」，色名（赤・青・黄・緑），自分の姓名や年齢を言う
3歳前半	「高い―低い」，10まで数える
3歳後半	3までの量概念

　上の表のように2歳になると大小の理解ができる。これは子どもが2つのものを比べ，その違いにラベルがあることを理解できることを示している。また，「なに？」という語の産出は，語彙の爆発的増加期に子どもは物に名前があることを知り，物の名称を親に尋ねるためである。

　数概念については，1，2，3，……と順番に数えることができる順序概念が先に育ち，そのあとに「3」という数には3個の物があるという量概念が育つ。

初期の文法発達

　1歳後半から2歳前半にかけて，2語連鎖が出現する。これと同じ頃に，助詞が出現する。初期に出現しやすいのは終助詞である。終助詞の中でも特に「ね」が最も早いようである。この「ね」という終助詞は，「おいしいね」のようにコミュニケーション場面において相手に共感を求めるときに使われる。そのため，「ね」の使用は対人関係能力や語用能力の発達をうかがわせる指標ともいえる。

　その後，終助詞「よ」，「て」や格助詞「が」，「の」などを使うようになる。しかし，この時期はまだ助詞を正しく使いこなせているわけではなく，誤用も目立つ。年齢とともに，助詞を誤用することがあっても自己修正できるようになり，やがて正しい助詞の使用に至る。

Ⅰ 幼児期後期の語彙発達について空欄を埋めなさい。

- 4歳代になると,「(①)」や「(②)」のような位置に関する語を理解するようになる。
- 5歳代になると,時間概念が育ち,(③)を言うことができる。

Ⅱ 幼児期後期の文法発達について空欄を埋めなさい。

- 次第に長い文を話すようになる。文の長さは平均発話長（ ④ ）を用いて分析する。
- 文理解に統語方略を使うようになる。4歳代では,「犬が猫を追いかける」のような文章では,文の最初にある語が主語であると理解する（ ⑤ ）方略を使うようになる。5,6歳代になると,さらに文法理解が向上し（ ⑥ ）方略を使い,「が」や「を」を手がかりに文の意味を理解するようになる。
- この時期には,文法的に複雑な文の理解もできるようになる。「サンタさんが子どもにプレゼントをあげる」「子どもがサンタさんにプレゼントをもらう」のような（ ⑦ ）構文の理解や「おじいさんがカブをひっぱる」「カブはおじいさんにひっぱられる」のような（ ⑧ ）文を理解できるようになる。

Ⅲ 幼児期後期の談話の発達について空欄を埋めなさい。

- 文や文章という単位ではなく,意味的にひとまとまりになった文章や発話の構造を（ ⑨ ）という。過去の経験を時間的・空間的に連続して流れに沿って語ることができるようになる。このような語りのことを（ ⑩ ）という。
- コミュニケーションを調整する（ ⑪ ）ができるようになり,相手が理解できていないようであれば説明を加えたり,実際に体験しなくても相手の会話の情報だけで新しい知識を得るようになる。

Ⅳ 幼児期後期の読み書きの発達について空欄を埋めなさい。

- 読み書きに関連する行動のことを（ ⑫ ）という。
- この時期はプレリテラシーの時期ともいわれる。4歳後半には単語の中にある音の粒（日本語では,モーラ）に気づき,その音を心的に操作する（ ⑬ ）の能力が発達する。この能力の発達により（ ⑭ ）のようなことば遊びを楽しむことができる。またこの能力の発達は単語の中にある音と文字の対応規則を学ぶことに使われる。この能力の発達の遅れは（ ⑮ ）障害のリスクの1つともいわれる。

MEMO
▶幼児期後期は,語彙・文法・談話のような「聞く」「話す」に関する能力のほかに,「読む」「書く」に関する能力の基礎が作られる。

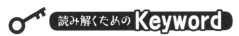

幼児期後期の語彙発達

4～5 歳代の語彙発達は表の通りである。

4 歳前半	「上」「下」「横」のような位置に関する語
4 歳後半	疑問詞「どこ」「誰」
5 歳前半	曜日
5 歳後半	反対語を言える(例:「固いの反対は?」に答えられる)

平均発話長

　この時期には文での発話が一般的である。文法発達の指標として平均発話長 (mean length of utterances: MLU) を使い, 1 つの発話の平均的な長さを計測する。ただし, MLUの計測方法はいくつかあり, 形態素MLUや自立語MLUといった計測法がある。

語順方略

　文を聞いたとき, 語が並ぶ順番から文の意味を理解しようとする方略で, だいたい 4 歳前後に始まる。日本語を母語とする子どもの場合,「名詞＋名詞＋動詞」という文を聞くと,〈動作主＋対象＋動作〉という構造であると考える。たとえば「犬が猫を追いかけるはどっちの絵かな?」と聞いて正解できるのは, この文構造では「犬」が動作主であるという語順方略を使うためである。

助詞方略

　6 歳くらいになると, 文理解に助詞方略を使うようになる。たとえば, 格助詞の「が」や「を」に基づいて文を理解しようとする。先ほどの例を使うと,「猫を犬が追いかけるのはどっちの絵かな?」と聞いて正解できるのは, この文構造では「が」がついている犬が動作主であるという助詞方略を使うためである。

授受構文

　物を与えたり受けとったりすることに関する表現で使われる文のことであるが, 物の与え手と受け手のどちらを起点にするかで使う動詞が異なる。「サンタさんが子どもにプレゼントをあげる」という

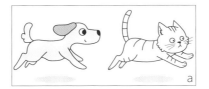 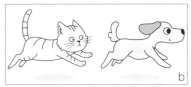

● **子どもの統語方略を調べる課題**
「犬が猫を追いかける」でaを選ぶのは語順方略を理解できている。
「猫を犬が追いかける」でaを選ぶのは助詞方略を理解できている。

文は, 子どもを起点にすると「子どもがサンタさんにプレゼントをもらう」となり, 動詞が変わる。

談話

　文や文章という単位ではなく, 意味的にひとまとまりになった文章や発話の構造を談話といい, 過去の経験を時間的・空間的に連続して流れに沿って語ることをナラティブという。3 歳前半の子どものナラティブは短いものであるが, 幼児期後期になると長く複雑なナラティブを産生できる。

音韻意識

　音韻意識とは単語の中の音を心的に操作する能力である。つまり, 単語の中にある音の粒に気がつくことで, たとえば「たぬき」は 3 つの音からできているとか, 1 番最初の音を取ると「ぬき」になると理解することである。一般的に音韻意識の能力は 4 歳半頃から始まるといわれる。しりとり遊びは音韻意識の発達と関係がある。

１ 学齢期の言語発達について空欄を埋めなさい。

- 幼児期の言語は生活言語といわれ日常生活の中で習得されたが，この時期の言語は（　①　）といわれ学校の授業や書物から習得される。
- ことばについてことばで考える（　②　）の能力が発達する。

２ 学齢期の文法発達について空欄を埋めなさい。

- 小学校入学前に基本的な文法形式は理解できているが，その後も文法能力は発達する。たとえば，「そして」「しかし」のような（　③　）の使用は学年とともに向上する。
- 尊敬語や謙譲語といった（　④　）法は高学年以降に理解できるようになる。

３ 学齢期の語用発達について空欄を埋めなさい。

- この時期には，語を字義通りに理解するのではなく，文脈の中で語の意味が変化することを理解する。たとえば，「チーターのように走るのが速い」といった（　⑤　）表現や「耳にタコができる」といった（　⑥　）を理解するようになる。
- 学齢期の子どもは語用能力を発達させるが，これは認知的に相手の立場に立つことができるようになることと関係がある。Piaget理論によると認知的に（　⑦　）を得ることが関係している。

４ 学齢期のリテラシー発達について空欄を埋めなさい。

- 近年では，多くの子どもは小学校入学前にひらがなの（　⑧　）ができるようになっている。それに比べるとひらがな単語の（　⑨　）は２年生頃に定着する。
- かな文字の読み学習の初期は，文字と音の対応規則を学ぶことである。文字を音に変換することを（　⑩　）という。

MEMO

▶小学生以降も言語能力は発達し続ける。特に，幼児期は生活言語の獲得が中心であったが，学齢期になると学習言語の習得が中心となる。

読み解くための Keyword

学習言語

　幼児期の語彙獲得は日常生活の中で行われ，また無意図的な学習である。しかし，学齢期の語彙習得は授業や読書を通して行われる意図的な学習である。また，習得される語彙についても幼児期と学齢期では違いがある。幼児期ではコミュニケーションのための言語が中心であるが，学齢期に習得する語彙は文脈に依存しない語や抽象的な語である。

語用の発達

　学齢期の子どもは語用能力を発達させるが，これは認知的に相手の立場に立つことができる（Piaget の理論でいう他者視点の取得ができる，脱中心化を得る）ようになることと関係がある。

　さらに，年齢とともにコミュニケーションは巧妙になり，コミュニケーションで重要なのは，メッセージそのものではなく，メッセージに込められた真意の伝達となる。このような語用の理解の発達は高度な心の理論の発達とも関係している。下の図はストレンジストーリー[1] という検査の一例であるが，この検査では表現の背景になる意図（冗談、嫌味など）について子どもがどのように理解しているのかを調べることができる。

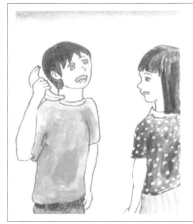

マサキくんと　ユリさんが　いえで　あそんでいます。
マサキくんは　かごの　なかから　バナナを　みつけて　バナナを　みみに　あてました。
「みて。　この　バナナは　でんわなんだよ。」と，マサキくんはいいました。

もんだい 1）　マサキくんが　いったことは　ほんとうですか。
もんだい 2）　マサキくんは　どうして　そういったのですか。

● **ストレンジストーリーの一例**
　市販はされていない。日本語に翻訳し，絵も日本人風にアレンジしている。
〔Jolliffe T, et al. The strange stories test: a replication with high-functioning adults with autism or Asperger syndrome. J Autism Dev Disord 29：395-406, 1999 より作成〕

メタ言語

　ことばを使って言葉を定義することに関係する能力のことである。小学校の学習の中では，新しく学習する内容や単語の概念をことばで説明する。たとえば，「ハチは昆虫の仲間で，体は頭・胸・腹の 3 つの部分に分かれていて……」などと習う。ハチや頭という単語は幼児期に生活の中で学ぶが，昆虫を定義するという目的で使用するとメタ言語となる。

■1 知的障害の概念について空欄を埋めなさい。

● 知的障害の診断の基準は2つあり，（　①　）によって確かめることのできる知的機能の問題があることと，実際的な（　②　）の問題があることとされる。DSM-5では検査上での知能指数よりも臨床的評価（概念，社会性，実用的能力の困難の程度）を重視するようになっている。

■2 知的障害の原因（出生前要因）について空欄を埋めなさい。

● 染色体異常としては，21番染色体異常である（　③　）や，7番染色体の微細な欠失の（　④　），15番染色体の異常である（　⑤　），5番染色体短腕の部分欠失である（　⑥　），8番染色体の異常である（　⑦　）などがある。
● 先天性代謝異常としては，（　⑧　）などがある。
● 環境要因として，母胎の過剰なアルコール摂取による（　⑨　）などがある。

■3 知的障害の原因（周産期要因）について空欄を埋めなさい。

● 周産期とは，妊娠（　⑩　）週から出生後（　⑪　）日未満のことである。
● 子宮内の異常としては，（　⑫　）などがある。
● 新生児期の問題としては，脳室周囲白質軟化症や虚血性低酸素脳症などがある。（詳細は p. 29）

■4 知的障害の原因（出生後要因）について空欄を埋めなさい。

● 感染症によるものとしては，（　⑬　），（　⑭　），（　⑮　）などがある。
● 変性疾患としては（　⑯　）があげられる。生後2歳までに発症することが多く，話せていた言葉が消失し，独特の手もみ動作などが出現する。重度の知的障害に至る。
● てんかん発作が知的障害の原因になることがある。乳児に起こる難治性のてんかんの代表として（　⑰　）や（　⑱　）がある。多くの場合は出生時の仮死などに起因するが，発症まで発達に問題がないこともある。

■5 次にあげる症候群の言語発達の特徴について空欄を埋めなさい。

● ダウン症児に言語発達遅滞は必ずある。語彙や文法発達の遅れは語用の遅れよりも程度が（　⑲　）なことが多い。
● ウィリアムズ症候群は言語発達よりも（　⑳　）の発達の遅れが目立つ。また，音楽を好むことが多い。
● 脆弱X症候群は知的発達の遅れに加え，（　㉑　）的傾向が強い。

▶知的障害の原因として，出生前要因・周産期要因・出生後要因の特徴をそれぞれ把握しておく必要がある。

▶ダウン症候群やウィリアムズ症候群，脆弱X症候群は言語訓練の場でよく出合う症候群である。

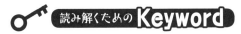

読み解くための **Keyword**

知的障害

　　知的障害の診断は，以前は知能検査の数値により判断することが多かったが，現在ではそれよりも臨床的判断を重視するようになった。判断する行動は，概念的領域（学習に関する内容），社会的領域（対人社会性に関する内容），実用的領域（日常生活能力に関する内容）の 3 側面である。

染色体異常

　　知的障害を引き起こすことの多い染色体異常は以下のとおりである。

4 番	ウォルフヒルシュホーン症候群
5 番　短腕部分欠損	猫なき症候群
7 番　微細欠失	ウィリアムズ症候群
8 番	CHARGE 症候群
15 番	プラダーウィリー症候群
18 番	エドワーズ症候群
21 番	ダウン症候群

ダウン症候群

　　21 番染色体の過剰（トリソミー）による。先天性心疾患や口蓋裂などの合併症をもつことが多い。斜視などの眼科的問題や軽度から中等度の難聴，滲出性中耳炎などの問題も合併しやすい。言語発達は音韻・意味・統語・語用すべての側面で障害されるが，語用障害はほかの 3 領域に比べると少ない。

ウィリアムズ症候群

　　7 番染色体の微細な欠失による。言語発達の遅れよりも視覚認知の障害が顕著である（言語発達が遅れないということではない）。音楽を好むことが多く，対人関係は友好的であることが多いが他者との距離が近すぎることが問題になることもある。

レット障害

　　DSM-Ⅳ-TR では，広汎性発達障害の 1 つとされたが，DSM-5 では，自閉スペクトラム障害ではなく独立した障害と考えるようになった（p. 21 図を参照）

ウェスト症候群

　　生後 3〜11 か月に発症する難治性のてんかんである。多くの場合は出生時の仮死などに起因するが，発症まで発達に問題がないこともある。長期経過としてもてんかんが持続することが多い。

レノックスガストー症候群

　　難治性てんかんの 1 つで，症状は様々なてんかん発作の症状がある。3〜5 歳頃に発症することが多い。

脆弱 X 症候群

　　X 染色体上の FMR 1 遺伝子の障害による。中等度の知的障害を引き起こす疾患としてはメジャーな疾患である。自閉症様の行動特徴や多動・衝動性，知的発達に比べて読み書きの問題が大きいことなど発達障害的な行動傾向が認められる。

3 関連する障害における言語の特徴──②自閉症スペクトラム障害

1 自閉症の診断概念の変遷について空欄を埋めなさい。

- 1943 年精神科医（　①　）が初めて自閉症を報告し，早期幼児自閉症と命名した。その後自閉症として広く知られるようになった。
- 19944 年オーストリアの精神科医（　②　）が「小児期の自閉的精神病質」という論文を発表した。これらの症例のことをアスペルガー症候群とよぶようになった。
- 1981 年イギリスの児童精神科医（　③　）は，自閉症とアスペルガー症候群は連続した病態であると主張し，自閉症スペクトラムの概念を構築した。これによると，（　④　），（　⑤　），（　⑥　）における質的な障害に集約され，自閉症の 3 つ組という。

2 自閉症概念について空欄を埋めなさい。

- DSM-5 における自閉症スペクトラム障害の診断基準としては「複数の状況で（　⑦　）および（　⑧　）における持続的な欠陥」があることや「行動，興味，または活動の（　⑨　）された（　⑩　）的な様式」などがある。

3 自閉症児に認められるコミュニケーションの特徴について空欄を埋めなさい。

- 指さしによる要求表現よりも，相手の手を引っ張って要求する（　⑪　）現象が認められることがある。
- 独特なオウム返しである（　⑫　）を認めることがある。
- 知的障害を伴わない自閉症児では，語彙や文法能力の発達に問題は認められないことが多いが，（　⑬　）の発達が遅れる。

4 自閉症を説明する認知理論について空欄を埋めなさい。

- 自閉症は（　⑭　）の障害によるとする論文を Baron-Cohen らが発表した。心の理論とは，行動を説明するために，自分や他者には独立した心的状態が存在すると考える能力のことである。彼らによると自閉症児は（　⑮　）課題を通過することができなかった。誤信念課題の 1 つであるサリーとアン課題は定型発達児であれば（　⑯　）歳代で通過できる。
- Frith らは，自閉症児には（　⑰　）が認められると考えた。この説では，自閉症児が様々な情報をまとめあげることやまとめた情報から全体的な意味を考えることが難しい負の側面がある一方，断片的な記憶や認知は優れているという優れた能力があることを指摘している。
- 心の理論よりも深い認知レベルでの障害として（　⑱　）の障害仮説が提唱されている。

MEMO

▶自閉症概念は Kanner（カナー）による自閉症の発見以来変遷し続けているが，自閉症概念が拡大しているとも考えられる。自閉症は必ずしも言語発達が遅れるわけではない。

MEMO

▶スペクトラムとは連続体という意味である。元々は Kanner タイプと Asperger タイプは境界線がなく連続的であることを意味したが，現在では症状が非常に濃い状態から薄い状態や診断がつかない状態まで連続的であること（ASD の症状は強度が様々であるということ）がイメージされている。

読み解くための Keyword

早期幼児自閉症

　1943 年に Kanner が世界で初めて自閉症について報告した。このとき報告された中心症状は，極端な孤立性と同一性への固執，コミュニケーションに使用できる言語をほとんど生涯にわたってもたないことなどであった。

アスペルガー症候群

　Kanner の報告に比べて，Asperger による報告例は話し言葉を有している。しかし，大人びた独特な話し方や独特の抑揚，視線の合いにくさ，こだわりなどをあげている。これらに当てはまる子どもを DSM-Ⅳ-TR ではアスペルガー障害といった。

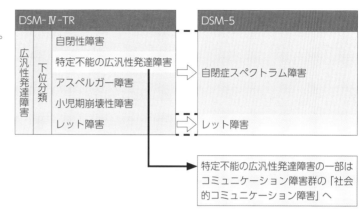

DSM-Ⅳ-TR			DSM-5
広汎性発達障害	下位分類	自閉性障害	自閉症スペクトラム障害
		特定不能の広汎性発達障害	
		アスペルガー障害	
		小児期崩壊性障害	
		レット障害	レット障害

特定不能の広汎性発達障害の一部はコミュニケーション障害群の「社会的コミュニケーション障害」へ

● **DSM-Ⅳ-TR から DSM-5 への自閉症に関する診断の変遷**

Wing の 3 つ組

　社会性，コミュニケーション，想像性の 3 つの領域における質的な障害がある人のことを自閉症スペクトラム障害 (autism spectrum disorder：ASD) という。Wing は広汎性発達障害という名称には批判的であった。というのは自閉症者には優れた能力もあることから，広汎性発達障害という名称は誤解を招くと考えたのである。

自閉症スペクトラム障害

　DSM-5 では，自閉症スペクトラム障害 (ASD) という語を用いている。ASD は，「複数の状況で社会的コミュニケーションおよび対人相互交渉における持続的な欠陥」があることや「行動，興味，または活動の限局された反復的な様式」などの行動があることが診断の基準となる。

エコラリア

　自閉症児にはエコラリアという独特のオウム返しが認められることがある。相手の言葉を即座に真似る即時エコラリアと，時間が経過してから真似る遅延エコラリアに分類される。

語用障害

　ASD 児は語用の障害が顕著である。比喩や嫌味，冗談などを理解できないことや極端に字義的な理解，話題を維持できないことなどが含まれる。

心の理論障害仮説

　行動を説明するために，自分や他者には独立した心的状態が存在すると考える能力のことを指すが，他者の意図をくみ取ったり，他者の気持ちを推測することが苦手なことと関係している。

弱い中枢性統合仮説

　ASD 者は様々な情報をまとめあげることが苦手である。そのため，文脈や状況判断が苦手であるが，ある領域に関して膨大な知識を持っていたり，断片的な記憶に優れていることがある。

実行機能障害仮説

　実行機能は遂行機能障害と同義である (英語ではいずれも executive function)。ASD 者は特に柔軟性や計画性が障害される。

❶特異的言語発達障害の概念について空欄を埋めなさい。

● 特異的言語発達障害 (spccific language impairment：SLI) とは，（　①　）に遅れが認められるが，知的障害・自閉症・聴覚障害などほかの原因では説明できない状態のことである。

● 言語発達では，（　②　）に比べて（　③　）の発達の遅れが顕著である。

● SLIという名称は医学的診断名ではなく，あくまでも言語病理学的診断名である。DSM-5 における分類に準ずると（　④　）群の（　⑤　）に相当するものと考えられる。

❷SLI児の言語発達について空欄を埋めなさい。

● （　⑥　）の出現は 2 歳頃であることが多い。

● 語彙が増加しにくいが，（　⑦　）などで伝えようとするなど，発話意欲はある。

● 年齢とともに，語彙だけでなく，（　⑧　）発達の問題も顕著となる。

● SLIは「話す」「聞く」の障害であるが，学齢期になると「読む」や「書く」の障害である（　⑨　）を合併することが多い。

📝**MEMO**

▶特異的言語発達障害は言語発達のみに問題があり，ほかの領域に問題は認めない。

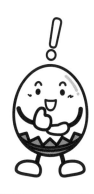

読み解くための **Keyword**

特異的言語発達障害

以前は，発達性失語，言語発達遅滞などといわれた症状のことで，知的障害・聴覚障害などほかの障害がないにもかかわらず言語機能が障害される状態を指す。

また，言語発達としては理解・表出ともに障害されるが，表出の遅れがより顕著である。

コミュニケーション障害群 (DSM-5)

DSM-5 のコミュニケーション障害群には，「言語障害」，「語音障害」，「小児期発症流暢障害」，「社会的 (語用論的) コミュニケーション障害」などが含まれる。

語音障害はいわゆる機能性構音障害，小児期発症流暢障害は発達性吃音に相当するものと考えられる。

社会的コミュニケーション障害は ASD とは別物である。DSM-5 による ASD の特徴は「社会性・コミュニケーション」の問題と「想像性」の問題であるが，社会的コミュニケーション障害は「想像性」の問題を含まない。

SLI 児と言語発達

語彙発達としては，ほとんどの場合，初語の遅れが認められる。初語表出の後も語彙数は定型発達児のようには増えない。音声言語での表出が困難な場合，ジェスチャーなど他の手段で表現することもある。

文法発達に関しても遅れが顕著であり，一般的に 2 語文の表出が遅れる。その後も文法の習得には時間がかかり，語順規則や助詞の誤用など多様な問題を認める。

学齢期には読み書き障害を合併することがある。しかし，SLI と読み書き障害を合併しない例もあるので，近年ではこの 2 つの障害は独立したものと考えられている。

1 学習障害の概念について空欄を埋めなさい。

- わが国では，学習障害の定義として教育モデルと医学モデルの2つが併用されている。文部科学省による学習障害の定義には，「学習上の基礎的な能力として重要な，（　①　），（　②　），読む，書く，計算する，推論するに1つないし複数の困難がある」ことが含まれている。

- DSM-5では学習障害のことを（　③　）という名称を使っている。定義を要約すると，（　④　），（　⑤　），（　⑥　），（　⑦　），（　⑧　），（　⑨　）の学習や学業的技能の使用に困難がある状態が6か月以上継続していることが含まれている。

2 発達性読み書き障害（発達性ディスレクシア）の概念について空欄を埋めなさい。

- 学習障害における読み書き困難の中心には発達性読み書き障害がある。子どもの発達は，読みが先で書きが後である。つまり，読めるが書けないということはあっても，読めないけれど書けるということはない。発達性読み書き障害において（　⑩　）障害は必発といえる。

- 発達性読み書き障害の特徴は，読みの（　⑪　）もしくは（　⑫　）の障害である。簡単にいうと読み誤るもしくは読むのに時間がかかるということである。

3 発達性読み書き障害を説明する認知理論について空欄を埋めなさい。

- 単語の中の音を心的に操作する（　⑬　）が障害される。この能力に問題があると音韻弁別や音韻操作が困難である。つまり，音と文字の結びつきを理解することが困難である。

- 線画や色，数字，文字など見慣れた視覚刺激を素早く呼称する能力である（　⑭　）が障害される。この能力は読み速度と関連する。

- （　⑮　）仮説は，発達性読み書き障害児は上記の音韻意識とRAN能力のいずれか，もしくは両方が障害されるという説である。

- 文字は視覚情報であるので，（　⑯　）の問題は読み書きを困難にする。視知覚の問題だけではなく，（　⑰　）や（　⑱　）の問題も関係しているのではないかと考えられている。

MEMO

▶学習障害イコールディスレクシアではない。ディスレクシアは学習障害の症状の1つであるという位置づけを理解しておくこと。

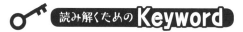

読み解くための Keyword

学習障害（文部科学省の定義）

　文部科学省の学習障害の定義としては，「①全般的な知能は正常である　②学習上の基礎的な能力として重要な，聞く，話す，読む，書く，計算する，推論するに1つないし複数の困難がある　③原因としては中枢神経系の機能障害　④聴覚障害や知的障害などほかの障害や学習意欲，家庭・教育環境の問題が主因となって生じる学習の困難ではない」とされており，学年でいうとおおよそ1～2学年以上の遅れを指している。

学習障害（DSM-5の定義）

　DSM-5における学習障害の定義としては，「不的確または速度が遅く，努力を要する読字」，「読んでいるものの意味を理解することの困難さ」，「綴字の困難さ」，「書字表出の困難さ」，「数字の概念，数値，または計算を習得することの困難さ」，「数学的推論の困難さ」をあげている。つまり，文部科学省定義との大きな違いは，DSM-5の学習障害は「聞く」「話す」の障害を含まないということである。文部科学省定義の「聞く」「話す」の障害は特異的言語発達障害のことを指すものと考えられる。

発達性読み書き障害

　読字の正確さや速度に障害を認めた場合，発達性読み書き障害と特定される。この症状は学習障害の中核症状ともいえる。障害の出現率は文化差があるといわれ，文字の透明性が関係している。日本語はかな文字レベルでは比較的発達性読み書き障害が少ないと考えられている。かな文字は1文字が1音に規則的に対応していることや50音表の存在がかな文字学習を容易にしていると考えられている。しかし，漢字レベルになると出現率が増加する。またかなや漢字の学習では問題がなくても，英語学習の段階で読み書き障害が出現する場合もある。

音韻意識

　音韻意識の説明の詳細はp.15，音韻意識の能力を調べる課題の詳細はp.45を参照。

命名速度

　RAN（rapid automatized naming）能力ともいわれる。

● **RAN課題の例**

図の数字と線画の呼称速度を計測する。呼称に時間がかかるとディスレクシアの可能性がある。

〔金子真人，他：就学前6歳児におけるrapid automatized naming（RAN）課題と仮名音読成績の関連．音声言語医学45：30-34，2004より作成〕

二重障害仮説

　読みの能力には音韻意識と命名速度の能力が関係しているという説で，この2つの能力が同時に障害されると読みの困難さはより深刻になる。

❶ADHDの概念の説明について空欄を埋めなさい。

- DSM-5 における ADHD の主症状としては，（　①　），（　②　），（　③　）の 3 つである。

- DSM-5 では，上記の症状が（　④　）か月以上続くこと，（　⑤　）歳以前にその症状が初めて起こること，家庭や学校など（　⑥　）か所以上でその症状が起こることが診断には必要である。

- ADHD は様々な併存症をもつことで知られる。発達障害の中では，（　⑦　）との合併が多く，情緒障害としては（　⑧　）や（　⑨　），神経疾患としては（　⑩　）と合併しやすい。

- ADHD 児は，不適切な養育環境に置かれることなどにより 2 次障害として行動障害が起こることがある。他者に対する拒絶的・反抗的な行動様式である（　⑪　）にはじまり，他者の基本的人権や社会的規範または規則を侵害する（　⑫　）を発症することがある。これらを予防することが大切である。

❷ADHDを説明する認知理論について空欄を埋めなさい。

- ADHD は単なる注意の欠陥や過剰な運動の問題ではなく，認知機能としては（　⑬　）の障害と考えられている。

- ADHD 者は，実行機能の中でも行動や自己を抑制する（　⑭　）の問題や，ある作業中にほかの情報を作動させたまま保持する（　⑮　）の問題が大きい。

- 近年では，実行機能だけではなく（　⑯　）の障害が想定されている。このシステムの混乱により，日常の行動に対して満足感や達成感を感じにくく，代償的に衝動的な行動などを生じる。

📝**MEMO**

▶ ADHD は複数の認知機能の慢性的な障害と考えられる。そのため，多くの精神疾患との併存率が高い割合で起こる。

📝**MEMO**

▶実行機能も遂行機能も英語では executive function である。

読み解くための Keyword

ADHD

ADHDは日本語で注意欠如・多動性障害という。以前は，注意欠陥/多動性障害ともいわれたが，欠陥という語がネガティブな印象を与えるので，現在の名称になった。

診断基準としては，不注意および/または衝動性・多動性の症状が6か月以上継続し，12歳以前から認められ，学校や家庭など2つ以上の場面で認められることとされている。

ADHDの併存症

ADHDは様々な疾患との併存がありうる。特に，発達障害の中では学習障害との併存の割合は高い。不注意と読み書き困難の合併は，衝動多動性と読み書きの合併よりも高い確率で起こる。

トゥレット症候群

ADHDとの併存が高い疾患の1つである。症状としては運動チックと音声チックの2つが認められることである。運動チックは，まばたきや首振り，口の開閉などが突然出現し，素早く繰り返し起こる。音声チックは，咳払いや発声・発語を意図せず繰り返し行う。時に，汚言症（卑猥語などを意図せず繰り返す）がある。

反抗挑戦性障害

学童期に認められることが多いが，怒りっぽい，大人に反抗する，挑発的な言動をする，執念深い，などの行動が特徴である。大人に反抗的な子どもはよくあるが，一般的な反抗的態度よりも度を越しているものを指す。

素行障害

以前は行為障害といわれ，いわゆる少年の非行に近い概念である。他者の基本的人権または年齢相応の主要な社会的規範または規則を侵害することが反復し持続する行動様式のことを指す。この場合，他者の感情，希望，幸福に対して感情移入や思いやりがほとんどみられず，罪悪感が欠如している。いじめや脅迫，けんか，放火，窃盗などを行うことがある。さらに，この状態が悪化すると反社会性パーソナリティ障害に進展することがある。

実行機能

遂行機能ともいわれる。ADHD者で障害されやすい実行機能としては，抑制制御（自分の行動をモニタリングしたり，気持ちをコントロールして適切な行動を行うこと），ワーキングメモリー，課題へのとりかかり，問題の焦点化，努力の維持，感情の調整といわれている。

報酬系

脳にある報酬系回路は，何が危険か，魅力的か，報酬が期待できるか，などについて瞬時に判断している。このシステムの混乱により，日常の行動に対して満足感や達成感を感じにくくなる。たとえば，ADHDのある子どもは報酬を得るのに時間がかかりそうなものに対しては報酬系が働きにくく努力を継続しにくい。しかし，新奇な目先の報酬に対しては報酬系が強く働くので意欲的に取り組めるといわれる。

3 関連する障害における言語の特徴 ── ⑥脳性まひ・重複障害

❶脳性まひの概念について空欄を埋めなさい。

- 脳性まひとは受胎から（ ① ）期に起こる脳の形成異常や脳損傷の後遺症のことである。運動と（ ② ）の異常を特徴とする障害である。
- 脳性まひの原因としては，低出生体重や早産で生まれることにより生じる（ ③ ）や，出生時の仮死による（ ④ ）などが多い。
- 脳室周囲白質軟化症では，（ ⑤ ）まひや（ ⑥ ）障害を引き起こしやすい。
- 脳性まひのタイプには，（ ⑦ ）型，（ ⑧ ）型，失調型，強剛型などがある。
- 痙直型脳性まひの損傷部位は（ ⑨ ）であり，筋緊張の（ ⑩ ）が特徴である。
- アテトーゼ型脳性まひの損傷部位は（ ⑪ ）や視床・脳幹などである。筋緊張には変動があり，顔面には（ ⑫ ）運動が観察される。アテトーゼ型は（ ⑬ ）の治療が可能となったため近年減少傾向にある。

❷重症心身障害の概念について空欄を埋めなさい。

- 重度の（ ⑭ ）と重度の（ ⑮ ）の合併である。
- 重症心身障害児を定義する具体的な基準はなく，大島分類という方法がよく用いられていたが，近年ではこれを改定した（ ⑯ ）分類を用いるようになった。

❸脳性まひ児の言語発達について空欄を埋めなさい。

- 脳性まひ児は言語・コミュニケーションの発達が偏りやすい。発達初期からの活動性の低さや育児困難により（ ⑰ ）関係の偏りがある。また，経験の不足から（ ⑱ ）の偏りがある。これらにより言語発達が遅れやすい。
- 話しことばの障害も起こりやすい。構音の問題が大きく，誤りは（ ⑲ ）的である。
- 脳室周囲白質軟化症では視知覚の障害が起きやすく，学齢期になると（ ⑳ ）障害を合併することも多い。

📝MEMO

▶重症心身障害とは医学用語ではなく，児童福祉法上の用語であり，わが国特有の概念である。

28

読み解くための Keyword

脳性まひ

　脳性まひとは受胎から新生児期（生後4週）に起こる脳の形成異常や脳損傷の後遺症のことである。特徴としては，非進行性，運動と姿勢の異常があげられる。改善や増悪は起こりうるが，消失することはない。

低出生体重児

　出生時体重が2,500 g未満の児のことを低出生体重児という。さらに，1,500 g未満であれば極低出生体重児，1,000 g未満であれば超低出生体重児という。近年は，早産や子宮内発育遅延による低出生体重児が増えている。

脳室周囲白質軟化症（PVL）

　脳性まひの原因の1つとして脳室周囲白質軟化症（periventricular leukomalacia：PVL）がある。PVLは早産のように脳の発達が不十分な状態で出生したときに起こりやすい。脳室周囲には，下肢を支配する運動神経線維が多く，視放線が近くを通るために，痙性両麻痺・視知覚の障害が多い。

痙直型脳性まひ

　脳性まひの中では一番多いタイプである。筋緊張の亢進が著明で，体幹・四肢の円滑な随意運動が障害される。

アテトーゼ型脳性まひ

　核黄疸の治療が可能となったため，近年では減少傾向である。筋緊張には変動があり，不随意運動があるため姿勢の保持が困難である。一般的に，下肢に比べ上肢の障害は少ない。顔面にも不随意運動があり，発声発語や摂食嚥下の問題が起こりやすい。

重症心身障害

　重度の肢体不自由と重度の知的障害を合併する。近年では大島分類を改定した横地分類[1]を用いて判定するようになった。手厚い医療や介護によるケアを必要とする者を超重症児という。

脳性まひ児の言語発達

　脳性まひは運動障害や知的障害の幅が広いため，言語発達にも個人差が大きい。脳性まひ児特有の活動性の低さや育児の困難さなどにより，発達初期から母子相互関係に偏りが見られることが多い。さらに，人や物にかかわる経験の乏しさから，概念の発達が偏る。そのため，語彙獲得が障害される。

脳性まひと学習障害

　PVLは視知覚の問題を引き起こしやすく，視覚認知や構成能力に問題が起こりやすい。そのため学齢期になると読み書きや算数の学習に問題が起こりやすい。

						知 的 発 達
E6	E5	E4	E3	E2	E1	簡単な計算可
D6	D5	D4	D3	D2	D1	簡単な文字・数字理解可
C6	C5	C4	C3	C2	C1	簡単な色・数理解可
B6	B5	B4	B3	B2	B1	簡単な言語理解可
A6	A5	A4	A3	A2	A1	言語理解不可
戸外歩行可	室内歩行可	室内移動可	座位保持可	寝返り可	寝返り不可	

移 動 機 能

● 横地分類

〔岡田喜篤（監），小西　徹，他（編）：新版重症心身障害療育マニュアル．医歯薬出版，14，2015をもとに作成〕

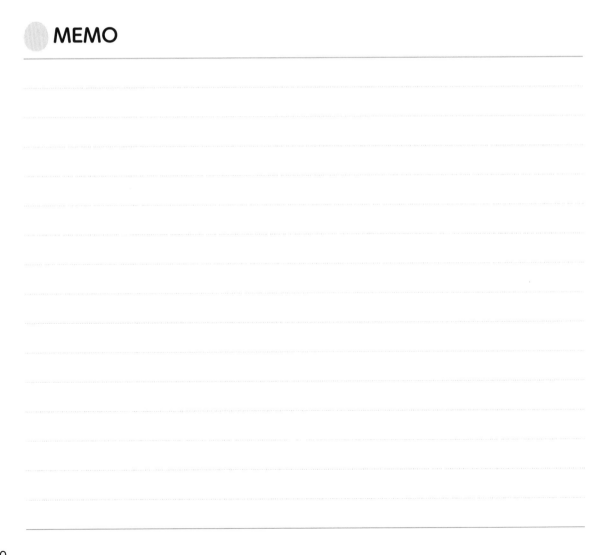

MEMO

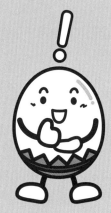

第 3 章

言語発達障害の臨床

この章では言語発達障害児に対する評価と支援について
説明します。「言語発達障害の評価」では，発達検査，知
能検査，言語発達検査など多様な検査を紹介します。ま
た，「言語発達障害の支援」では，「言語発達の段階に即
した支援」と「障害別の支援」に分けて解説します。 実
際の臨床ではこの 2 つを組み合わせた支援プランを立案
できることを求められます。さらに，「支援技法」では，
重要な支援技法について詳しく解説します。

■1■新版K式発達検査2001について空欄を埋めなさい。

MEMO

▶発達検査は，特定の知能だけでなく子どもの全体的な発達を把握することができる。発達検査は知能検査に比べて年齢の低い子どもを対象とすることが多い。

- 子どもの全般的な発達について，子どもにとって遊びと感じられ自発的で自然な行動を観察できるように工夫された検査である。全領域の発達と個々の領域の発達を調べられる。検査項目としては，身体機能の発達についての（　①　）領域，認知や物の操作を行う課題からなる（　②　）領域，言語を用いた課題を主とした（　③　）領域の3つがある。
- 全領域と個々の領域に関してそれぞれの発達水準である（　④　）と（　⑤　）を計測できる。
- 検査用紙上に合格した課題と不合格の課題の境界に線を引き，発達の（　⑥　）を作成し，子どもの発達の特徴や今後の課題について理解できる。

■2■保護者への質問紙法を中心とした発達検査について空欄を埋めなさい。

- 日本でよく使われ，標準化されてからの歴史が長い検査として（　⑦　）がある。質問に対して，「確実にできる」，「時々できる・ここ数日でできるようになった」「明らかにできない・経験がない」の3件法で回答する。
- （　⑧　）は，主たる養育者からの聞き取りもしくは用紙に直接記入してもらう方法で評価し，発達年齢と発達指数を求められる。
- （　⑨　）は，上記2つの検査に比べて短時間で可能な簡易スクリーニング検査である。保護者への聞き取りを中心とするが，いくつかの項目では子どもに道具を呈示し行動を観察する。

読み解くための Keyword

新版K式発達検査2001

　この検査は，1951年に日本で作られた発達検査である。子どもの全般的な発達についての検査で，子どもにとって遊びと感じられ自発的で自然な行動を観察できるように工夫されている。

　検査項目としては，身体機能の発達についての姿勢・運動 (Postural-Motor：P–M) 領域，認知や物の操作を行う課題からなる (Cognitive-Adaptive：C–A) 領域，言語を用いた課題を主とした (Language-Social：L–S) 領域の3つがある。

　それぞれの領域についての発達年齢 (Developmental Age：DA) と発達指数 (Developmental Quotient：DQ) と全領域DAおよびDQを求められる。これにより，全般的な発達の程度だけでなく得意や苦手な領域についても理解できる。

　また，検査用紙上の合格した課題と不合格課題の境界に線を引き，発達のプロフィールを作成することで，子どもの発達特徴や今後の課題について理解できる。つまり，一番低年齢で失敗している項目 (下限) や一番高年齢まで正解している項目 (上限)，上限と下限の幅などを把握できる。

津守・稲毛式乳幼児精神発達質問紙

　主たる養育者へ子どもの状況に関する質問を行い，「確実にできる」「時々できる・ここ数日でできるようになった」「明らかにできない・経験がない」で評価する。運動・探索・社会・生活習慣・言語の5領域に関して発達年齢を明らかにできる。

KIDS乳幼児発達スケール

　主たる養育者からの聞き取りもしくは養育者が用紙に直接記入する。運動・操作・理解言語・表出言語・概念・対子ども社会性・対成人社会性・しつけ・食事の9領域について発達年齢と発達指数を算出する。

遠城寺式乳幼児分析的発達検査法

　簡易式の発達スクリーニング検査である。保護者への聞き取りを中心とするが，いくつかの項目では子どもに道具を呈示し実際の行動を観察する。運動 (移動運動と手の運動)，社会性 (基本的習慣・対人関係)，言語 (発語・言語理解) の3領域6項目の発達について理解できる。右の表は第16回の国家試験問題を例にした発達プロフィール票の一部である。○の数を下から積み上げていき発達年齢を算出する。この例の場合6個○があるので，下から6段目 (2：0〜2：3) の発達とみなす。つまり，発語の発達は2歳1.5か月レベルとなる。

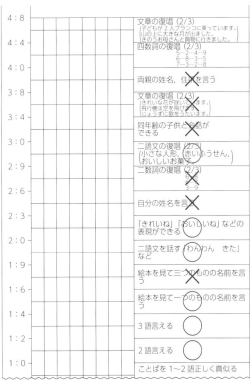

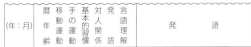

● 遠城寺式・乳幼児分析的発達検査表の一例 (部分)

〔遠城寺宗徳：遠城寺式・乳幼児分析的発達検査法．慶應義塾大学出版会，1977 より一部改変〕

1 田中ビネー知能検査Ⅴについて空欄を埋めなさい。

- 対象児が，同年齢の子どもと比較してどの程度できているのか，また遅れがあるのか，つまり（　①　）を調べることに適している。
- 課題が年齢段階ごとに構成されており，子どもは（　②　）と同じ年齢級の問題から始めなくてはならない。
- この検査を用いて，（　③　）と（　④　）を求められる。
- 精神年齢の産出には，まず正答結果に基づき（　⑤　）年齢を求める。
- 知能指数の計算方法は，（　⑥　）÷（　⑦　）×100 である。
- 14歳以上の場合は，知能指数に代わって（　⑧　）を求める。

MEMO

▶田中ビネー知能検査Ⅴは，知能を1つのものとしてとらえている。知的障害のある子どもに対する療育手帳の判定のような行政的に用いられる数値としては，この検査がよく使われる。

2 WISC-Ⅳ知能検査について空欄を埋めなさい。

- この検査では，5つの（　⑨　）を得ることができる。
- 5つの（　⑨　）とは，全体的な認知能力を示す（　⑩　）と，個々の領域における子どもの能力として言語理解や知識，概念化に関する能力である（　⑪　），空間認知や非言語の推理・思考に関する（　⑫　），新たな情報を一時的に記憶したり注意力や集中力の源泉ともなる（　⑬　），作業を速やかに進めたり単調な反復作業においての集中力を維持することに関連する（　⑭　）からなる。
- WISC-ⅣのIQは，田中ビネー知能検査Ⅴとは異なり（　⑮　）IQを用いる。偏差IQでは正規分布を仮定し，平均値をIQ＝100，1標準偏差につきIQを15と設定している。
- 積木模様，数唱，絵の抹消の3つの下位検査に関しては，（　⑯　）を算出できる。これにより下位検査に関する詳細な情報を得られる。
- 結果から，個人における強い能力と弱い能力，つまり（　⑰　）を知ることができる。

MEMO

▶ WISC-Ⅳでは知能を4つの構造に分類している。そのため，個人の得意分野や不得意分野を特定することに優れており，教育現場でも普及している。

読み解くための Keyword

田中ビネー知能検査V（TBV）

　1905年に発表されたフランスのBinetとSimonによる精神発達遅滞児の鑑別検査を源流とする知能検査の日本版である。この検査では，知能はひとつの統一体としてとらえている（つまり，知能はいくつかの領域があるわけではなく，1つのものであるという考え方）。対象児が，同年齢の子どもと比較してどの程度できているのか，また遅れがあるのかについてわかりやすい，つまり個人間差を明確にできる検査である。課題は年齢段階ごとに構成されている。検査の手順としては，子どもは生活年齢と同じ年齢級の問題から始めなくてはならない。

　この検査は，精神年齢（mental age：MA）と知能指数（intelligence quotient：IQ）を求められる。知能指数の計算方法は，精神年齢÷生活年齢×100である。

WISC-Ⅳ知能検査

　ウェクスラー式知能検査の児童版である。この検査は，知能は4つの因子構造があると考えている点が田中ビネー知能検査Vとの違いである。そのため，個人間差だけではなく，個人のなかの得意や不得意つまり個人内差についても明らかにできる。

　全般的な知的能力を示す合成得点（全検査IQ：FSIQ）と4つの合成得点を算出する。各合成得点と下位検査を以下の表に示す。

● WISC-Ⅳ知能検査の下位検査

指標	下位検査の項目
言語理解指標（VCI）	類似，単語，理解，知識*，語の推理*
知覚推理指標（PRI）	積木模様，絵の概念，行列推理，絵の完成*
ワーキングメモリー指標（WMI）	数唱，語音整列，算数*
処理速度指標（PSI）	符号，記号探し，絵の抹消*

注）　*は補助検査

　さらに，積木模様，数唱，絵の抹消の3つの下位検査に関しては，プロセス得点を算出できる。これにより下位検査に関する詳細な情報を得られる。

　この検査で求められるIQは田中ビネー知能検査VのIQ算出方法とは異なり，偏差IQを使用する。偏差IQでは正規分布を仮定し，ある年齢群の平均値をIQ＝100，1標準偏差につきIQを15と設定している。

● 田中ビネー知能検査Vの3・4歳級の課題

3歳級	25	語彙（絵）★10, 24, 37
	26	小鳥の絵の完成
	27	短文の復唱（A）
	28	属性による物の指示
	29	位置の記憶
	30	数概念（2個）
	31	物の定義
	32	絵の異同弁別
	33	理解（基本的生活習慣）
	34	円を描く
	35	反対類推（A）
	36	数概念（3個）
4歳級	37	語彙（絵）★10, 24, 25
	38	順序の記憶
	39	理解（身体機能）
	40	数概念（1対1の対応）
	41	長方形の組み合わせ
	42	反対類推（B）

〔杉原一昭，他：田中ビネー知能検査V 理論マニュアル．第8版，田研出版，93，2013より改変〕

❶KABC-Ⅱについて空欄を埋めなさい。

- KABC-Ⅱは，旧版のK-ABCのカウフマンモデルに基づき，（ ① ）尺度と（ ② ）尺度で構成されている。認知機能と学習能力を同時に計測できるわが国では唯一の検査である。

- （ ① ）尺度は4つの部分で構成されている。情報を1つずつ時間的，系列的に処理する（ ③ ），1度に複数の情報をまとめて処理する（ ④ ），高次の意思決定に関する実行機能を反映する（ ⑤ ），処理過程の統合を反映する（ ⑥ ）からなる。

- （ ② ）尺度は4つの部分で構成されている。結晶性能力に対応する（ ⑦ ）尺度，基礎的な学力に対応する（ ⑧ ）尺度，（ ⑨ ）尺度，（ ⑩ ）尺度からなる。

- この検査は，Luria（ルリア）の理論だけでなく（ ⑪ ）理論にも依拠している。1つの検査を通して，2つの観点で考察することが可能となり，言語障害児や発達障害児のアセスメントには重要な視点となる。

❷DN-CASについて空欄を埋めなさい。

- Das（ダス）らによる知能に関する（ ⑫ ）理論に基づき，発達に困難のある子どもたちの支援に応用することを目的として作られた検査である。

- PASS理論によると，人間の認知機能には次の4つが含まれる。呈示された情報に対して，効果的な解決方法を決定，選択，使用する認知プロセスである（ ⑬ ），呈示された情報に対して不要なものには注意を向けず必要なものに注意を向ける認知プロセスである（ ⑭ ），情報を1つずつ時間的，系列的に処理する（ ⑮ ），一度に複数の情報をまとめて処理する（ ⑯ ）である。

- 検査場面の行動観察や内観報告を通して，子どもがどのように問題に取り組んだかのプロセス，つまり（ ⑰ ）を知ることができる。

❸その他の知能検査について空欄を埋めなさい。

- ウェクスラー式知能検査としては児童を対象としたWISC-Ⅳと，幼児を対象とした（ ⑱ ）がある。

- 子どもの視知覚における問題点を明らかにする検査として（ ⑲ ）がある。

- 言語を介さない知的な能力（視覚的な推理能力）を明らかにする検査として（ ⑳ ）がある。

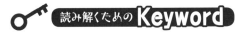 読み解くための **Keyword**

KABC-Ⅱ

　K-ABCとは，Kaufman Assessment Battery for Childrenの略である。Kaufmanは米国の心理学者Kaufman夫妻のことである。KABC-Ⅱは，K-ABCの改訂版である。日本版KABC-Ⅱは，旧版のK-ABCにあるLuriaの理論をベースとしたKaufmanモデルに基づき，認知尺度と習得尺度で構成されている。日本では個別式で学力到達度を計測できる検査はKABC-Ⅱだけである。KABC-Ⅱの尺度は以下の表のようになる。

　さらに，この検査は，Kaufmanモデルだけでなく，CHC (Cattell-Horn-Carroll) 理論にも基づいている。Cattellの流動性・結晶性知能の理論にHornの理論を含んでいる。日本版KABC-Ⅱで計測できる能力は，長期記憶と探索，短期記憶，視覚処理，流動性推理，結晶性能力，量的知識，読み書きの7つである。

認知	継次	情報を1つずつ時間的，系列的に処理できるか
	同時	1度に複数の情報をまとめて処理できるか
	計画	実行機能を反映し，高次の意思決定ができるか
	学習	注意，記憶，実行機能のような処理過程の統合ができるか
習得	語彙	多くの語彙を獲得し，それを表現し，その内容を理解できるか
	読み	文字や熟語の読み，文や文章を読んで理解できるか
	書き	文字や熟語，文を書けるか
	算数	計算や数の処理能力，数概念や量的推理などができるか

DN-CAS

　DN-CASとは，Das-Naglieri Cognitive Assessment Systemの略である。この検査は，Dasの知能のPASS理論に基づいた認知機能の検査である。PASS理論を以下の表にまとめる。

P	planning	プランニング	呈示された情報に対して，効果的な解決方法を決定，選択，使用する認知プロセス
A	attention	注意	呈示された情報に対して不要なものには注意を向けず必要なものに注意を向ける認知プロセス
S	simultaneous	同時処理	1度に複数の情報をまとめて処理する
S	successive	継次処理	情報を1つずつ時間的，系列的に処理する

　さらに，子どもがどのように問題に取り組んだかの観察や内観報告を求める。「声を出しながらやった」など子どもの問題解決のための方略を把握できる。

WPPSI-Ⅲ

　ウェクスラー式知能検査の幼児版である。2017年に改訂された。年齢によって得られる指標得点が異なる。ウェクスラー式知能検査の児童版であるWISC-Ⅳの指標得点とも異なるところがある (WISC-Ⅳを参照)。

2歳6か月〜3歳11か月	4歳0か月〜7歳3か月
言語理解指標 (VCI)	言語理解指標 (VCI)
知覚推理指標 (PRI)	知覚推理指標 (PRI)
語彙総合得点 (GLC)	処理速度指標 (PSI)
	語彙総合得点 (GLC)

フロスティッグ視知覚検査

　子どもの視知覚能力の問題点を明らかにできる。視覚と運動の協応，図形と素地，形の恒常性，空間における位置，空間関係の5つの視知覚技能について調べられる。

レーヴン色彩マトリックス検査

　知的能力を調べる簡易検査である。言語や運動能力，高度な視空間情報の分析などを必要としない。5歳以上の子どもに適応である。

解答
1 ①認知　②習得　③継次　④同時　⑤計画　⑥学習　⑦語彙　⑧読み　⑨書き　⑩算数　⑧〜⑩は順不同　⑪CHC
2 ⑫PASS　⑬プランニング　⑭注意　⑮同時処理　⑯継次処理　⑰方略
3 ⑱WPPSI-Ⅲ　⑲フロスティッグ視知覚検査　⑳レーヴン色彩マトリックス検査

37

1 〈S-S 法〉言語発達遅滞検査について空欄を埋めなさい。

- この検査は，言語行動の3側面として，言語の構造的側面としての（　①　），これを支える認知過程である（　②　），言語の機能的側面である（　③　）を仮定している。
- 記号形式—指示内容関係の発達は，単語学習のレベルと語連鎖学習のレベルに大別される。単語学習の段階は，事物の概念を未獲得の段階から始まり，続いて事物の概念が存在する（　④　）の段階になる。この段階はさらに3つの段階に細分化される。事物の操作ができる（　⑤　）の段階，見本合わせができる（　⑥　）の段階，他者が示した信号にあわせた行動ができる（　⑦　）の段階である。
- 事物の基礎概念を獲得すると，次は事物の記号の段階である。（　⑧　）記号を理解できる段階と音声記号を理解できる段階がある。
- 語連鎖の段階では，2語連鎖の段階，3語連鎖の段階，（　⑨　）の段階，（　⑩　）の段階がある。
- 事物の記号の段階および語連鎖の段階では，ことばの（　⑪　）と（　⑫　）の側面から評価する。

2 言語コミュニケーション発達スケール（LCスケール）について空欄を埋めなさい。

- この検査では，ことばが出現しない子どもに相当する初期の発達にかかわる課題から，文章理解やルールの説明など就学前の子どもに相当する比較的高度な内容の課題まで，発達段階の側面で幅広い課題構成となっている。検査結果を通して，子どもの言語スキルを明らかにすることにより，STや親を含めた（　⑬　）を調整することを目的とする。
- 言語コミュニケーションに関する発達年齢である（　⑭　）と発達指数である（　⑮　）を計測できる。
- 評価の観点は，単語や文法構造の理解に関する（　⑯　），音声表出による言語表現に関する（　⑰　），対人的かかわりの基礎や状況・情緒状態・ルールの理解など（　⑱　）の3つの領域である。
- LCスケールの学齢児用版として（　⑲　）がある。

MEMO

▶〈S-S 法〉言語発達遅滞検査もLCスケールも言語の特定の領域の評価ではなく，言語発達を様々な観点から総合的に評価できる。

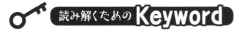

〈S-S法〉言語発達遅滞検査

　この検査は，言語行動の 3 側面として，言語の構造的側面としての記号形式―指示内容関係，これを支える認知過程である基礎的プロセス，言語の機能的側面であるコミュニケーション態度を仮定している。

　記号形式―指示内容関係は前言語期についての段階を以下の表の通りに設定している。

段階 1　事物・事態の理解困難			事物の概念を未獲得
段階 2　事物の基礎概念	2-1	機能的操作	事物の操作ができる
	2-2	ふるいわけ	見本合わせができる
	2-3	選択	他者が示した信号に合わせた行動ができる

　語彙獲得期以降の記号形式―指示内容関係の評価は，受信と発信の 2 側面から行う。受信とは言語理解面のことで，発信とは言語表現面のことである。

　段階 3 以降の課題は以下の表のとおりである。

段階 3 事物の記号	事物名称
	動作語
	大小
	色名
段階 4 語連鎖・要素	2 語連鎖
	3 語連鎖
段階 5 語連鎖・統語方略	語順
	助詞

　基礎的プロセスとしては，動作性課題，聴覚的記銘力，模倣の課題がある。コミュニケーション態度は 4 つの観点から行動観察を行う。基礎的プロセスの課題とコミュニケーション態度の評価項目を以下の表に示す。

基礎的プロセス	動作性課題	事物の永続性，小球入れ，積木の構成，図形の弁別，描線
	聴覚的記銘力	2 単位の記銘，3 単位の記銘
	模倣	身振り模倣，音声模倣
コミュニケーション態度		コミュニケーション行動の相互性，他者への注目，感情表現，特徴的な言語使用

LCスケール

　この検査は，複数の言語領域について言語発達全般を評価できる検査である。語彙や語連鎖の能力だけでなく，複数の文での表現や論理的な推論を展開する談話・語操作の能力や文字習得の前提となる音韻意識の能力についての課題も含まれている。

　評価の観点としては，単語や文法構造に関する言語理解，音声表出による言語表現に関する言語表出，対人的かかわりの基礎や状況・情緒状態・ルールの理解などのコミュニケーションの 3 つの領域がある。これらの領域についての LC 年齢と LC 指数を算出できる。

LCSA (LC Scale for School-Age Children)

　LC スケールの学齢版である。話し言葉に関する能力だけでなく読み書き能力についての評価もできる。そのため，全般的な言語発達に関する LCSA 指数と，読み書きに特化した指数であるリテラシー指数を算出できる。

解答
❷ ⑬音韻意識，⑭ LC 年齢，⑮ LC 指数，⑯言語理解，⑰言語表出，⑱コミュニケーション，⑲ LCSA
❶ ①記号形式―指示内容関係，②基礎的プロセス，③コミュニケーション態度，④事物の基礎概念，⑤機能的操作，⑥ふるいわけ，⑦選択，⑧事物，⑨動作語，⑩色名，⑪受信，⑫発信，⑪（は順不同）

1 特定領域の言語発達を調べる検査について空欄を埋めなさい。

- 理解語彙力を調べる検査として（　①　）がある。
- 聴覚的な理解語彙だけでなく、視覚的な理解語彙（漢字単語）について調べる検査として（　②　）がある。
- 文の聴覚的理解と産生について調べる検査として（　③　）がある。
- 会話能力（ナラティブ）の発達について調べる検査として（　④　）がある。
- 読み書き能力の発達について調べる検査として（　⑤　）がある。

2 発達障害を評価する検査について空欄を埋めなさい。

- 自閉症スペクトラム障害の診断ツールとして直接行動観察を行い評価する（　⑥　）や保護者への半構造化面接による（　⑦　）などがある。また、自閉症スペクトラム障害の診断だけではなく子どもの教育プログラムを作成できる検査として（　⑧　）がある。
- ADHDの行動を評価する質問紙法として（　⑨　）がある。

3 各検査の適応年齢について空欄を埋めなさい。

	検査名	適応年齢
発達検査	新版K式発達検査 2001	（　⑩　）
	津守・稲毛式乳幼児精神発達質問紙	0歳〜7歳
	KIDS乳幼児発達スケール	0歳1か月〜6歳11か月
	遠城寺式乳幼児分析的発達検査法	0歳0か月〜4歳7か月
知能検査	田中ビネー知能検査V	（　⑪　）
	WPPSI-Ⅲ	（　⑫　）
	WISC-Ⅳ知能検査	（　⑬　）
	KABC-Ⅱ	（　⑭　）
	DN-CAS	（　⑮　）
言語検査	〈S-S法〉言語発達遅滞検査	1歳前後〜就学前
	LCスケール	0歳〜6歳
	LCSA	小学1年〜4年
	PVT-R　絵画語い発達検査	3歳0か月〜12歳3か月

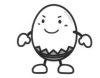

読み解くための Keyword

絵画語い発達検査 (PVT-R)

　語彙理解力について調べる検査で，ある単語について4つの絵の中から最もふさわしいと思うものを指さしで回答する。

抽象語理解力検査 (SCTAW)

　抽象的な語彙の理解力について調べる検査で，ある単語について6つの絵の中から最もふさわしいと思うものを指さしで回答する。聴覚的理解力（音声言語による呈示）と視覚的理解力（漢字単語の呈示）について調べられる。

構文検査　小児版 (STC)

　文の聴覚的理解と産生について調べる検査である。子どもの文理解について意味方略，語順方略，助詞方略などの発達順序を考慮している。

質問—応答関係検査

　会話能力（ナラティブ）の発達について調べる検査である。聞き手と話し手が役割を交代しながら相手から知りたい情報を得る能力について計測できる。ナラティブの発達について以下のような段階を設定している。

現前事象の段階	2歳前半。話題の範囲が目の前の出来事に限定される
自己経験・連想の段階	2歳後半〜3歳代前半。話題は目の前の出来事に限らず，過去に自分が経験した出来事や，相手の話から連想したことを話す
意味ネットワークの段階	3歳後半〜4歳代。ことばでの質問にことばで応答できる。日常会話が十分に成立する
メタコミュニケーションの段階	5歳〜6歳代。基本的な会話のルールを理解する。相手や場面に合わせて説明内容を調整する

改訂版標準読み書きスクリーニング検査 (STRAW-R)

　発達性読み書き障害（ディスレクシア）児を検出するための検査である。読みの流暢性と正確性，書き取りの正確性，計算，RAN能力について計測できる。

小児自閉症評定尺度 (CARS：The Childhood autism rating scale)

　自閉症スペクトラム障害とほかの発達障害を鑑別することや自閉症の重症度を調べる検査である。子どもの行動を直接観察し，各評価項目に得点をつけるという方法である。

ADI-R (Autism Diagnostic Interview-Revised)

　自閉症スペクトラム障害を診断するための保護者への半構造化面接のツールである。2歳0か月から成人を対象とし，面接での回答者の叙述をもとに評定する。

日本版PEP-3自閉症・発達障害児教育診断検査（三訂版）(Psychoeducational Profile-3rd edition)

　自閉症スペクトラム障害児のためにTEACCHプログラム実施に際して，教育プログラムを作成するために作られた評価方法である。個別検査と行動観察，保護者への聞き取りから構成される。

Conners3

　ADHDの症状の特定に使われる検査である。質問紙による行動評定を行うが，保護者用・教師用・本人用がある。

❶前言語期の支援について空欄を埋めなさい。

▶前言語期は，子どものコミュニケーション行動の観察が重要になる。

- 前言語期の子どもの指導目標は，9 か月頃から出現する認知機能が重要な意味をもつ。たとえば，語彙発達に関する事物の（　①　）の獲得やコミュニケーション発達に関する（　②　）や（　③　）の出現などを注意深く観察する。
- 事物の概念を学習するために，事物の（　④　）を促す。たとえば，身の回りの事物やおもちゃなどを積極的に触れるように工夫する。
- 共同注意や指さしの出現に関しては，（　⑤　）のある簡単なフォーマット遊び（いないいないばあ，など）や，絵本の読み聞かせ（子どもにとって身近なものや擬音語の表現が多く簡単な内容の絵本がよい）を行う。
- 前言語期は，一般的には乳児期にあたる。言語の獲得以前に睡眠や排泄といった（　⑥　）の構築を促すことも必要となることが多い。
- 認知機能の発達も重要である。（　⑦　）能力を育てるための見本合わせ，事物の（　⑧　）概念を育てるための分類といった課題を行う。

❷語彙獲得期の支援について空欄を埋めなさい。

▶語彙獲得期は，語彙や概念の拡大，2 語連鎖などが課題となる。

- 初期に学習する語は単語の音形や品詞などにも配慮する。子どもの身近な物や関心のある物，「ちょうだい」，「いや」などやりとりで使える語などを選ぶ。
- 初期の言語発達には（　⑨　）の発達が重要である。そこで，訓練場面ではままごとのような象徴遊びを展開する。
- 初期の語彙表出には（　⑩　）能力が必要と考えられている。まずは手遊び歌やダンスなどを通して動作模倣を促し，そのあと音声の模倣につなげる。
- ある程度事物の基礎的な概念は育ってきているので，概念の拡大を図る時期である。認知機能と言語機能は密接に結びついているので，言語発達を考慮した分類課題を行う。課題は，同じ（　⑪　）や同じ形態による分類から始める。その後，（　⑫　）や色による分類を行い，語彙を増やす準備をする。
- 語彙数が 50 語を超えると 2 語連鎖を使うようになる時期である。語彙数の少ない子どもに 2 語連鎖を使うことを促す必要はないが，大人が子どもに 2 語連鎖を（　⑬　）ことは重要である。

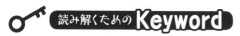

前言語期の支援

　前言語期の発達段階にある子どもとは，健常児の発達では 1 歳未満に相当する。1 歳未満の子どもで，言語発達上とても意味のある時期の 1 つとして，9 か月程度の時期があげられる（詳細は p.8〜9）。この時期には，事物の概念を理解し始め，共同注意や指さしが出現する。つまり，支援の目標としては，事物の概念や指さしを理解させることや共同注意を経験させることなどがある。

　この時期の課題と具体的な支援例を以下に示す。

課題	具体例
概念の理解	身の回りの事物や玩具などを触れる経験を通して概念を習得する。たとえば，「コップ」の概念として「いつもご飯を食べるときにある」「お茶が入っている」「のどが乾いたら飲むときに使う」などがあるが，これらはすべて日常の経験を通して習得される。そのため，語彙を身につけるために子どもに様々な経験をさせる
共同注意，指さし，親子の相互交渉	やりとりのある簡単なフォーマット遊び（いないいないばあ，擬音語表現の豊富な，単純な絵本の読み聞かせなど） 例：「ぱかっ」（森あさ子作，ポプラ社），「ぴょーん」（まつおかたつひで作，ポプラ社）
生活リズムの構築	規則正しい生活
認知機能の向上	弁別課題（見本合わせや分類など）

語彙獲得期の支援

　語彙獲得期の発達段階にある子どもとは，健常児の発達では 1 歳から 1 歳半程度に相当する。初語が出現し，少しずつ語彙が増えていく時期である。目標とする語彙は，当該の子どもにとって身近な語ややりとりで使う語を選ぶとよい。さらに，認知機能としては，象徴機能，模倣，分類などの能力を高める。

　この時期の課題と具体的な支援例を以下に示す。

課題	具体例
象徴機能	ままごとなどの象徴遊びを通して，事物の概念を拡大する
模倣	手遊び歌やダンスなどを通しての身体模倣，楽器を使った音やリズムの模倣から始める。模倣の楽しさを理解できると電話遊びなどで音声の模倣を促すこともある（子ども自身が模倣に意義を感じない場合はこの限りではない）
分類	大きさや色によって物を分類する（たとえば，ままごと遊びをしながら大きいお皿と小さいお皿，赤いスプーンと青いスプーンに分ける作業を含む）
語彙	身近な物品，やりとりに使う語
文への気づき	2 語連鎖を聞かせる。2 語連鎖での発語を促す必要はない（たとえば，絵本の読み聞かせで 2 語連鎖の文を多用した絵本を使用する） 例：「ねこ ねてる（田島征三作，福音館書店）」，「きんぎょが にげた（五味太郎作，福音館書店）」

❶幼児期前期の支援について空欄を埋めなさい。

▶️MEMO
▶幼児期前期は，語彙や統語の発達を目標にするが，正確さを過度に求めないようにする。

- この時期の支援は，構音や文法の正確さには<u>こだわらない</u>ようにする。それよりも本人の意図が通じることを大切にする。これは，大人が言語の形式面にこだわることで，子どもの（ ① ）を低下させることを防ぐためである。
- 子どもとの共同注意が起こりやすくなる時期である。大人が子どもの関心にあわせて共同注意を成立させ，共同注意の対象物にふさわしい言葉かけを行う（ ② ）を通して語彙を増やす。
- 子どもの発話に対して意味的・文法的に内容を膨らませて聞かせる（ ③ ）を行う。このとき，子どもからの復唱を<u>促さない</u>。

❷幼児期後期の支援について空欄を埋めなさい。

▶️MEMO
▶幼児期後期は，語彙や統語だけでなくナラティブの発達を目標にする。読み書きの準備段階の時期でもある。

- 簡単な日常会話のレベルでは問題が少なくなる時期である。そこで，文の意味を正確に把握できることを目標とする。そのために「だれが？」「いつ？」など疑問詞を使って質問し，応答を促す。また，時系列に複数の文を用いて話す（ ④ ）の指導を行う。
- 読み書きの取得の準備段階として，（ ⑤ ）を高める指導を行う。たとえば，「すいか」や「いるか」の中に「いか」が隠れているといった言葉遊びを行う。

❸学齢期の支援について空欄を埋めなさい。

- この時期には，より高度な文法を使用する。そこで，（ ⑥ ）や（ ⑦ ），助詞などの指導を行う。日常生活でなくても，プリント教材などで学習することができるようになる。
- 聞くことや話すことだけでなく，（ ⑧ ），つまり読み書きの指導を行う。単語の読み書きだけでなく文章読解や作文などの指導も行う。

読み解くための Keyword

幼児期前期の支援

　幼児期前期の発達段階にある子どもとは，健常児の発達では1歳半・2歳から3歳程度に相当する。語彙が拡大し，文法に関する能力が育ち簡単な文で話すことができるようになる時期である。また，コミュニケーションの基礎となる自分の考えを他者に伝えることを重視する。自分の考えを他者に伝えることは，今後の社会性や対人関係の発達において大切だからである。そのため，構音や文法の正確さにはこだわりすぎないことが重要である。

　ただし，子どもに構音や文法の誤りがある場合，大人が正しい構音や文法を聞かせることは大切である。その際，言語的マッピングや拡張模倣などの手法が有効である。

　言語的マッピングとは，大人が子どもの関心にあわせて共同注意を成立させ，共同注意の対象物にふさわしい言葉かけを行い，語彙を増やすことを狙うことである。拡張模倣では，子どもの発話に対して意味的・文法的に内容を膨らませて聞かせ，語彙や文法の拡大を狙う。いずれの方法も子どもに復唱を促さない。

幼児期後期の支援

　幼児期後期の発達段階にある子どもとは，健常児の発達では4歳〜5歳程度に相当する。簡単な日常会話は成立する時期である。会話の中で相手の話す文の意味を正確に理解し，応答できることを目標とする。また，時系列に沿って複数の文を話すナラティブの指導も行う。

　さらに，読み書きの基礎となる音韻意識が発達する時期でもあるので，音韻意識の指導を行う。音韻分解（単語をモーラに分解する。例：「くるま」は3つの音からできている）や音韻抽出（単語の中のある音韻を抜きだす。例：「あ」から始まることば集め），音韻削除（単語からある音韻を削除する。例：「すいか」から「す」を抜くと「いか」になる）についてことば遊びを通して理解させる。

学齢期の支援

　小学生になると，話し言葉で使う文の文法構造はさらに複雑になる。授受構文や受動態，助詞の理解などを促す。メタ言語の力が働くようになるので，文法課題についてプリント教材を通しての学習が有効となる。また，小学校では読み書きの指導が始まるので，単語の読み書きだけでなく文章読解や作文の指導を行う。

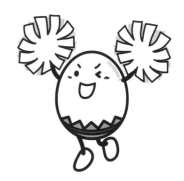

■ 知的障害児に対する支援について空欄を埋めなさい。

- 知的障害児は，全般的な発達が遅れる。そのため，言語だけに注意を向けるのではなく，認知・社会性・運動といったそれぞれの領域にもアプローチする。これは，言語だけが独立して発達するのではなく，（　①　）があるという原則による。

- 知的障害児に対して，言語だけでなく認知・社会性・運動など全体発達を促す指導法として（　②　）がある。

- 言語の指導としては，基本的に言語発達年齢に応じた訓練（言語発達段階に即した支援の項で説明したもの）を展開する。ただし，年齢が5歳以上であるのに言語理解に比較して音声言語の表出が困難な症例に対しては（　③　）や（　④　）などを併用してサインと音声の同時呈示を試みる。そうすることで，サインだけでなく音声表出を促すことができる。単語の音形を把握できない場合は，（　⑤　）を利用して，単語の中にある一つひとつの音に注意を向けさせる。そのため知的障害児の構音訓練にも有効とされる。

■ 特異的言語発達障害児に対する支援について空欄を埋めなさい。

- 言語理解と表出では，（　⑥　）の能力をまず育てる。語彙の指導だけではなく，（　⑦　）の指導を行う。

- 遊びや会話の中で，子どもが文法的に正しい発話をした場合正のフィードバックを与えて，逆に文法的な誤りがあった場合，正しい発話の例を子どもに聞かせ（　⑧　）することを対で行う。

- ある程度文レベルでの発話が可能になると，現前・非現前の事象について（　⑨　）の能力を育てる。

MEMO

▶知的障害児に対する支援は，言語発達に限定せず全般的な発達を促すことを目標にする。

MEMO

▶特異的言語発達障害児に対する支援は，言語に限定的である。最初は，表出よりも理解面にアプローチする。

🔑 読み解くための **Keyword**

知的障害児に対する支援

　知的障害の特徴として，発達の遅れは言語領域に限定されないことである。つまり，知的障害児は認知，社会性，運動といったほかの諸能力も発達が遅れている。そこで，知的障害児に対する支援の前提としては，言語領域のみにアプローチするのではなく，認知や社会性などほかの領域の発達も同時にアプローチするという方法がとられる。これは，言語のみが独立して発達するわけではなく，言語発達はほかの領域の発達と影響しあいながら発達するという発達連関があるという原則に基づく。基本的に，言語発達年齢で前言語期から幼児期後期に相当する時期の指導は p. 42～45 の指導に準ずる。

ポーテージプログラム

　発達連関の考えに基づく知的障害児に対する指導法としてポーテージプログラムがある。ポーテージプログラムでは発達領域を乳児期の発達，社会性，言語，身辺自立，認知，運動の 6 領域に分類し，それぞれの領域ごとに年齢に応じた目標を設けている。この目標を達成するための指導法がまとめられている。

サイン言語

　年齢が 5 歳以上であるのに言語理解に比較して音声言語の表出が困難な症例に対してはマカトンサインやベビーサインなどを併用してサインと音声の同時呈示を試みる。そうすることで，サインだけでなく音声表出を促すことができる（マカトンサインの詳細は p. 59）。単語の音形を把握できない場合は，キューサインを利用して単語の中にある一つひとつの音に注意を向けさせる。キューサインをつけて会話を行うキュードスピーチはもともと聴覚障害児に使われており，読唇だけに頼らず同じような口形に見える音に視覚的な手がかりを与えて，理解しやすくしたものである。

カ行

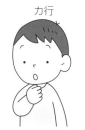

奥舌で構音する音なので，握りこぶしを顎の下に当てる

マ行

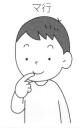

口唇閉鎖音なので，唇に指を当てる

● **キューサインの一部**

〔加藤正子，他（編著）：第 7 章C　発達障害児の構音の指導．特別支援教育における構音障害のある子どもの理解と支援．学苑社，212-222，2012 より改変〕

特異的言語発達障害児への支援

　特異的言語発達障害は言語領域のみに障害があり，基本的には「聞く」「話す」の指導を行う。言語理解と表出両面に障害を認めるが，基本的にはまず理解面からアプローチする。また言語発達に応じて，語彙の指導だけではなく，文法の指導を行う。児の言語発達段階に応じて，前言語期・語彙獲得期であれば p. 42～43 の指導，幼児期前期・幼児期後期であれば p. 44～45 に準じた指導を行う。自然な文脈の中で文法を指導する方法として p. 45 には拡張模倣を紹介したが，同様の方法としてリキャストがある。拡張模倣は子どもの自発話に文法的な誤りがあった場合，正しい発話の例を子どもに聞かせることをメインにするが，リキャストは正のフィードバック（文法的に正しい発話は褒めるなどする）と対にして使う。遊びや会話といった自然な場面での拡張模倣やリキャストは，いわゆる模倣指導（子どもに絵カードなどを見せて正しい文法の発話を聞かせ，それを子どもに復唱させる指導）よりも効果があるといわれている。

❶ASD児に対する支援について空欄を埋めなさい。

- ASD児は，一人ひとりもっている感覚や認知の特性が異なり，この特性が言語・コミュニケーションの発達に影響を与える。情報入力としては，聴覚よりも（ ① ）のほうが有効であることが多いので，音声にこだわらず写真や絵，身振りなど視覚的な記号を併用する。
- ASD児の認知特性を配慮した支援としては（ ② ）がある。また，Piagetの認知発達理論をベースにし，ASD児の認知発達に考慮した指導技法として（ ③ ）による自閉症認知指導プログラムがある。
- 行動療法の考えに基づき，ASD児の行動変容を促す技法として（ ④ ）がある。また，この技法を取り入れて絵カード交換によるコミュニケーション方法を学習する方法として（ ⑤ ）がある。
- ASD児は語用能力の障害が顕著である。語用障害の改善のためには，暗黙の了解や社会のルールについて短い文を作って示す（ ⑥ ）や，漫画と吹き出しを用いてコミュニケーションをわかりやすくする（ ⑦ ）などの方法がある。

❷ADHD児に対する支援について空欄を埋めなさい。

- ADHD児への支援は大きく分けると（ ⑧ ）療法と心理社会的支援である。
- 薬物療法としては，中枢神経刺激薬（ ⑨ ）徐放剤のコンサータ®，非中枢神経刺激薬（ ⑩ ）のストラテラ®がある。
- 心理社会的支援として，子どもへの直接的指導としては，行動療法に基づく（ ⑪ ）や，不器用さなどに対して身体の使い方やボディイメージを理解し行動の改善を目指す（ ⑫ ）療法などがある。
- 心理社会的支援としては環境への働きかけも重要である。家庭や学校での環境調整や，保護者対象に適切な子育てを学ぶ（ ⑬ ）がある。

📋 MEMO

▶ ASD児への支援は，子どもの認知特性を活かした環境整備が重要である。特に，聴覚入力による言語理解を苦手とすることが多く，視覚入力を併用する。つまり，音声にこだわらず写真や絵，身振りなど視覚的な記号を併用する。

ASDの特徴として「コミュニケーションの質的障害」があげられる。語彙や文法能力に問題がなくても他者との会話のやりとりに大きな問題を示す（語用の障害）ので，語用面へのアプローチが重要課題となる。

📋 MEMO

▶ ADHD児への支援は，本人への直接的なアプローチと環境（家庭，学校など様々な場所で）の調整を行う。

ASDの認知特性に配慮した支援

ASD児の認知特性を配慮した支援としては TEACCH がある（詳細は p. 57）。また，Piaget の認知発達理論をベースにし，ASD児の認知発達に考慮した指導技法として太田ステージによる自閉症認知指導プログラムがある。

行動療法に基づく支援

行動療法の考えに基づき，ASD児の行動変容を促す技法として応用行動分析（applied behavior analysis：ABA）がある（詳細は p. 57）。また，ABAの指導に基づいて絵カード交換によるコミュニケーション方法を学習する方法として PECS がある。PECS は ASD児に効果のある AAC手段の1つと考えられている（詳細は p. 59）。

ソーシャルストーリー

ASD児の主要な言語の問題である語用障害の改善には，ソーシャルストーリーという方法が使われる。暗黙の了解や社会のルールについて短い文を作って示す方法で，原則として子どもが自分から主体的に正しい行動をとるようにする支援の方法であり，子どもの自尊心を大切にし，肯定的な説明をする。

コミック会話

漫画と吹き出しを用いて現在行われているコミュニケーションをわかりやすくするコミック会話という方法もある。人の言動を系統立てて明確にし，人はどう思っているのかに注意を向けさせる。いずれも視覚入力が有効な ASD の特性を利用した語用障害へのアプローチ法である。

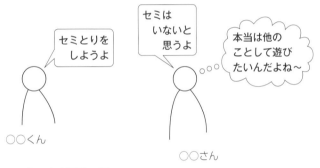

● **コミック会話の一例**
実際子どもが直面している会話を題材にする。実際の発言とは異なる言外の考えがあることを子どもに教えている。

ADHD児に対する薬物療法

中枢神経刺激薬メチルフェニデート徐放剤はドーパミンが再吸収されるのを防ぐ働きがあり，即効性がある。ただし副作用として食欲不振となったり，チックを併存する場合悪化させることがある。また，非中枢神経刺激薬アトモキセチンは，トランスポーターを阻害することでノルアドレナリンを活性化させる働きがある。そのため，薬への依存性は低いが，効果が出るまで時間がかかる。

感覚統合療法

感覚統合療法は，作業療法士の Ayres が考案したリハビリテーションの技法である。人間に入力される視覚や聴覚・触覚といった感覚情報を整理することで，行動面（不器用さや落ち着きのなさなど）や学習，対人関係などの問題を低減させる。ADHD児だけでなく，幅広く発達に障害のある子どもに有効とされる。

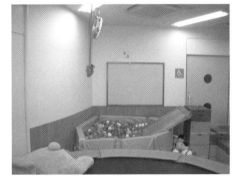

● **感覚統合療法を行う OT室**

１ 学習障害児に対する支援の原則について空欄を埋めなさい。

- 学習が定着しないことによる二次障害の予防が大切である。子どもたちの（ ① ）や（ ② ）が低下しないよう心がける。
- 学習に関する障害であるので，学校との（ ③ ）は非常に重要である。さらに，障害のある子どもが，ほかの子どもと平等に教育を受ける権利がある。学校はそのための調整を行う（ ④ ）を求められる。

２ 発達性読み書き障害に対する支援について空欄を埋めなさい。

- 文字指導の前に，読みに関する認知機能の問題を明らかにする。（ ⑤ ）や（ ⑥ ）の能力に問題があれば，それらを指導する。
- 単文字の読み指導は，文字と音の対応関係を理解させることである。「ありのア」「犬のイ」など意味を介して音と文字を結びつける（ ⑦ ）法がある。それ以外には，（ ⑧ ）を用いた指導や動作と結びつけて覚える方法などがある。
- 単文字がスムーズに読めるようになると，単語の読みを学ぶ。単語を1つのまとまりと認識できる必要があるので，単語をスムーズに読むためには（ ⑨ ）を増やすことが有利になる。漢字の読みにも同様のことがいえる。
- 漢字の書字が困難な場合，（ ⑩ ）に問題がなければ絵描き歌のように漢字の形態を言語的手がかりをもとに覚える方法がある。反対に，視覚記憶がよい場合は，文字を字画に分解して再構成させる方法などが有効とされる。

📝MEMO

▶発達性読み書き障害に対する支援は，一般的には「読む」→「書く」の順番で指導する。

読み解くための Keyword

学習障害児に対する支援の原則

　学習が定着しないことによる二次障害の予防が大切であり，そのためにも早期発見・早期支援が求められる。支援を進めるなかで，子どもたちの自尊心や学習意欲が低下しないよう心がける。

　学習障害児は学校の授業でのつまずきが大きいので学校や担任教諭との連携が非常に重要となる。さらに，障害のある子どもにはほかの子どもと平等に教育を受ける権利があるので，学校はそのための調整を行う合理的配慮を求められる。たとえば，漢字の読み書きに障害のある子どもに対しては，漢字を学習することと直接関係のない社会や理科の教科書にはふりがなをふる，試験時間を延長する，作文ではパソコンの使用を許可することなどが合理的配慮に含まれる。

発達性読み書き障害に対する支援

　まず，読みに関する認知機能をチェックし，音韻意識や視覚認知の能力に問題があれば，それらを指導する。音韻意識課題は，清音のみからなる単語からはじめ，特殊音節を含む単語へと進める。

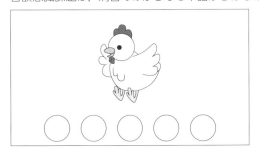
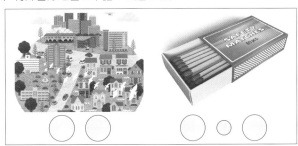

● **音韻意識課題**

　　左はモーラの数だけ○に色を塗る課題，右はマチとマッチを同時呈示し特殊音節を意識させる課題。

　単文字の読み指導は，文字と音の対応関係を理解させることである。「ありのア」「犬のイ」など意味を介して音と文字を結びつけるキーワード法があり，幼児の学習教材にもよく使われる。50音表を用いた方法では，「あいうえおかきくけこ……」と50音を順番に言うことを暗記させ，「す」という文字が何と読むかわからなくても50音表を順にたどれば読める。これは書字にも応用でき，「す」を書けなくても50音表をたどれば書くべき文字の形を調べることができる。

　単文字をスムーズに読めるようなると，単語の読みを学ぶ。単語をスムーズに読むためには単語を1つのまとまりと認識できる必要があるので，語彙を増やすことが有利になる。漢字の読みにも同様のことがいえる。

　漢字の書字が困難な場合，聴覚記憶に問題がなければ絵描き歌のように漢字の形態を言語的手がかりをもとに覚える方法がある。たとえば，「雲」という漢字は「雨宿りする2匹のムシ」のように語呂で覚える。反対に，視覚記憶がよい場合は，文字を字画に分解して再構成させる方法などが有効とされる。漢字の中のカタカナ探しなどのクイズを行い「学」には「ツ」や「ワ」が含まれるといったように，漢字を注意深く観察し，漢字を部分に分解する目を養い，学習パターンをつかませる。

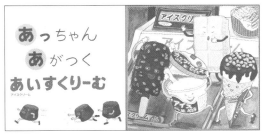

● **キーワード法を利用したひらがな学習の一例**

　　〔さいとうしのぶ：あっちゃんあがつく　たべものあいうえお．リーブル，2001〕

1 脳性まひ児への言語発達の支援について空欄を埋めなさい。

- 脳性まひ児に対しては，神経発達学的治療といわれる（ ① ）法がよく使われる。

- 脳性まひ児は言語発達に遅れを生じることが多いが，粗大運動機能の発達障害が根底にある。そのため，（ ② ）と（ ③ ）の異常に対してアプローチし，経験を増やすことを目標にする。日常経験が増えることで言語概念が形成され，語彙の増加を導くことができる。

- 脳性まひ児は発声発語機能にも障害をきたしやすい。呼吸や発声，座位バランスなどの機能は個別に働いているわけではない。それぞれの機能を（ ④ ）させることを目指して，発声発語へアプローチする。

- 話しことばを獲得するには，口腔器官の運動能力を高める必要がある。その準備段階として摂食嚥下機能の発達がある。食べ物を食べる練習をすることを通して口腔器官の運動さらには発声発語の発達を目指す方法を（ ⑤ ）という。

- コミュニケーション機能の発達のためには，外界に興味を持ち，積極的にかかわろうとする意欲が必要である。意欲を育てるために（ ⑥ ）遊びなどを取り入れ，伝わりやすい表現手段を確保するために（ ⑦ ）をはじめとする AAC の利用を検討する。

2 脳性まひ児への食事の支援について空欄を埋めなさい。

- 脳性まひ児によく認められる食事時の問題として，食塊形成や送り込み，咀嚼などの（ ⑧ ）機能の障害がある。さらに，重症心身障害児では嚥下機能の障害による（ ⑨ ）の危険性も考えられる。

- 食事場面への支援は，摂食機能を改善する（ ⑩ ）などの指導だけでなく，食事を親子の最も初期のコミュニケーションととらえて，親子の（ ⑪ ）を向上させることをねらいにしている。

MEMO

▶脳性まひは運動と姿勢の障害である。よって，言語訓練は，この2つの障害によって言語発達の基盤となる経験が不足していることを前提に置くことが多い。

読み解くための Keyword

ボバース法

　ボバース法は，イギリスのBobath夫妻によって開発された，中枢神経疾患に由来する障害のリハビリテーション概念である。神経発達学的治療（neuro developmental therapy：NDT）といわれる運動療法であり，神経学と発達学の理論に依拠する。

　ボバース法では姿勢筋緊張と感覚の異常に対してアプローチし，経験を増やすことを目標にする。日常経験が増えることで言語概念が形成され，語彙の増加を導くことができる。

　脳性まひ児は発声発語機能にも障害をきたしやすい。呼吸や発声，座位バランスなどの機能は個別に働いているわけではない。それぞれの機能を協調させることを目指して，発声発語へアプローチする。

プレスピーチアプローチ

　食べ物を食べる練習をすることを通して口腔器官の運動能力を高め，さらには発声発語の発達を目指す方法を指す。健常児は離乳食を食べることを通して口腔器官の巧緻な運動を可能にし，さまざまな構音をできるようになる。つまり，離乳食を上手に食べることは，構音の準備ともいえる。

AAC補助代替コミュニケーション

　発声発語機能に障害のある脳性まひ児のコミュニケーション補償として AAC（augmentative and alternative communication）の利用を積極的に考える（AACの概念についての詳細は p. 59）。コミュニケーション機能の発達のためには，外界に興味をもち，積極的にかかわろうとする意欲が必要である。意欲を育てるためにスイッチ遊びなどを取り入れ，本格的にAACを使用する準備を行う。スイッチ遊びに慣れてくると，自分の意志を表現するために VOCA（Voice Onset Communication Aid）のような機器を用いる。写真は VOCAの一種であるビッグマックである（スイッチを押すと録音した音声が流れるというシステム）。保育所の朝の集まりでお名前呼びがあるが，自分の名前を呼ばれたらビッグマックのスイッチを押し反応できる。これは，保育所での活動に意欲的に参加した経験の1つとなる。

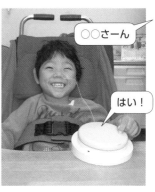

● **VOCA を用いた朝のお集まり活動の一例**

食事に対する支援

　脳性まひ児によく認められる食事の問題として，食塊形成や送り込み，咀嚼などの摂食機能の障害がある。そのため，十分な栄養摂取や離乳食の段階を進めることが困難になる。さらに，重症心身障害児では嚥下機能の障害による誤嚥の危険性も考えられる。そこで，食事場面に対する支援が必要となる。安全に食べることができるような食事姿勢の調整や，摂食機能を改善するためにオーラルコントロールを行う。さらに，食事場面を親子の最も初期のコミュニケーションととらえて，楽しく食べることで親子の相互作用を高める。そうすることで，食事を通して親子のコミュニケーションのやりとりの型ができ，言語発達によい影響を与えることが期待できる。

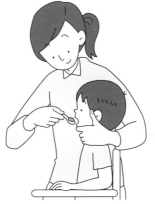

● **オーラルコントロールの一例**
摂食時に顎を支えることで舌の動きの発達を促進できる。

1 〈S-S法〉言語発達遅滞検査による支援について空欄を埋めなさい。

- 言語の（ ① ）や（ ② ）の側面を重視した指導法である。
- 〈S-S法〉言語発達遅滞検査での検査結果に基づき訓練プランを立案する。記号形式―指示内容関係の発達を促進するために，評価での段階の横への拡大（その段階の充実）と縦への上昇（すぐ上の段階の到達）を目標とする。子どもが課題に達成しやすいように（ ③ ）の課題設定を心がける。さらに，STによる個別訓練だけでなく，家庭や保育園での日常的な活動と対応するよう保護者や保育者にアドバイスする。

MEMO

▶〈S-S法〉言語発達遅滞検査の指導は，言語の意味や統語の側面を重視しており，検査結果をそのまま指導法に活用できるという点が長所である。

2 インリアルアプローチについて空欄を埋めなさい。

- 自由な遊びや会話の場面を通じて，子どもの言語やコミュニケーション能力を引き出すという考え方である。コミュニケーションにおいて子どもが（ ④ ）をもつことを目標にしている。
- コミュニケーションにおける大人の基本姿勢（ ⑤ ）を重視している。大人が子どもとコミュニケーションするときには，子どもが場面に慣れ，自分から行動が始められるまで静かに待つ，子どもが何を考え何をしているのかを観察する，観察したことから子どものコミュニケーションの問題について理解する，子どものことばやそれ以外のサインに耳を傾けることが大切である。
- 大人の言葉かけに関する（ ⑥ ）技法を考案した。子どもの音声や言葉をそのまま真似する（ ⑦ ），子どもの行動や気持ちを言語化する（ ⑧ ），子どもの言い誤りを正しく言い直して聞かせる（ ⑨ ）などの技法がある。

MEMO

▶インリアルアプローチによる指導は子どもの自発性を尊重した方法で，大人のかかわり方を見直すことで子どもの言語発達を促すことができる。

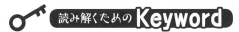

読み解くための **Keyword**

〈S-S法〉言語発達遅滞検査による指導

　〈S-S法〉言語発達遅滞検査の検査結果に基づき訓練プランを立案する。記号形式—指示内容関係の発達を促進するために，評価での段階の横への拡大 (その段階の充実) と縦への上昇 (すぐ上の段階の到達) を目標とする。たとえば，検査結果が段階 2-2 (詳細は p. 39) であれば，いろいろな材料を用いてふるいわけができることと，その上の段階 2-3 の選択ができることを目標にする。子どもが課題に達成しやすいようにスモールステップの課題設定を心がける。たとえば，ふるいわけや選択で使用する教材は，最初は明らかに形や大きさの違うものから始め，徐々に類似性の高いものにする。

　また，ST による個別訓練だけでなく，日常的な活動と対応するよう保護者や保育者に指導を行う。たとえば，段階 2-2 の子どもはふるいわけができるので，保育所ではかばんを自分のロッカーに入れる，家庭では脱いだ服を持たせると洗濯かごに入れる片付けができるよう指導する。この場合もスモールステップを心がける。たとえば，児とロッカーや洗濯かごまでの距離は短くしておき，徐々に距離を長くする。

インリアル (INREAL) アプローチ

　INREAL は，Inter Reactive Learning and Communication の略である。子どものよりよいコミュニケーションを目指したアプローチで，自由な遊びや会話の場面を通じて，子どもの言語やコミュニケーション能力を引き出すという考え方である。コミュニケーションの原則があり，大人が子どもの発達レベルに合わせること，子どもが主導権をもつこと，子どもが始められるまで待つことなどがあげられる。つまり，コミュニケーションとは子どもと大人の共同作業であり，大人の側のコミュニケーションのあり方も支援の対象となる。

　コミュニケーションにおける大人の基本姿勢として SOUL があげられる。SOUL は以下の通り。

● SOUL

Silence　自分から行動が始められるまで静かに待つ
Observation　子どもが何を考え何をしているのかを観察する
Understanding　観察したことから子どものコミュニケーションの問題について理解する
Listening　子どものことばやそれ以外のサインに耳を傾ける

　また，大人の言葉かけに関する言語心理学的技法を考案した。内容は表の通りである。

● 言語心理学的技法

方法	内容
ミラリング	子どもの行動をそのまままねる
モニタリング	子どもの音声やことばをそのまままねる
パラレルトーク	子どもの行動や気持ちを言語化する
セルフトーク	大人自身の行動や気持ちを言語化する
リフレクティング	子どもの言い誤りを正しく言い直して聞かせる
エキスパンション	子どものことばを意味的，文法的に広げて返す
モデリング	子どもに新しいことばのモデルを示す

〔竹田契一，他：インリアル・アプローチ—子どもとの豊かなコミュニケーションを築く．日本文化科学社，15，1994〕

　インリアルアプローチでは，親子の自由遊び場面をビデオ録画し，大人の問題点 (SOUL ができているか，言語心理学的技法を用いたコミュニケーションができているかなど) と子どもの言語能力を分析する。そして，ビデオの内容に基づき大人に対して具体的なコミュニケーションの方法を伝える。

■ TEACCHプログラムについて空欄を埋めなさい。

- TEACCHは，自閉症児・者とその家族への援助，自閉症の研究，自閉症にかかわるスタッフへの教育といった包括的プログラムを指す。Shopler が創始したプログラムである。1970 年代ASDは親の養育態度が原因であると考えられていたが，Shoplerは自閉症の原因は（　①　）であると考えた。
- TEACCHプログラムでは，ASDのある人一人ひとりの認知特性を考慮して環境を（　②　）することや，保護者を（　③　）として子どもの療育に積極的に参加してもらうことが有効であると考えている。

■ 応用行動分析（ABA）について空欄を埋めなさい。

- ABAは，学習心理学の（　④　）の考えに基づく指導法である。
- 子どもの問題行動について，行動のみに焦点を当てるのではなく，環境（つまり，行動の前後の状況）をターゲットにし分析する。この行動と環境の相互作用を（　⑤　）という。
- ABAでは，ある行動は環境との相互作用で増えたり減ったりすると考えている。環境の影響によってその行動が起こりやすくなることを（　⑥　），ターゲットとなる問題行動を減らすことを（　⑦　）という。
- ある行動が起こりやすくするために与えるヒントや手助けのことを（　⑧　）という。

■ 語用論的アプローチについて空欄を埋めなさい。

- INREAL法のような子どもと大人のやりとりによって言語習得を目指す方法を（　⑨　）アプローチという。
- 日常生活のある特定の文脈を用いて，おもに要求表現などの言語習得に効果的に利用する指導法を（　⑩　）型指導法という。
- 大人との繰り返しの共同作業を通じてやりとりの型を学び，要求以外の様々な伝達について指導する方法を（　⑪　）型指導法という。
- 集団場面への不適応や対人関係を作ることの困難さに対して，モデルを示したりロールプレイを通して社会性を学ぶ方法を（　⑫　）という。

📝 **MEMO**

▶ TEACCH プログラムや応用行動分析はASD 児によく使われる指導方法である。

読み解くための Keyword

TEACCHプログラム

　TEACCHとは Treatment and Education of Autistic and related Communication handicapped Children の略である。

　ASD者の認知特性として，一般的に視覚情報処理や視覚記憶がよく特定のことに強い興味関心を示す。これらの長所を活用し弱点を補強するために環境を視覚的に構造化（空間の物理的構造化，写真などを使ったスケジュールの提示，学習のためのワークシステム，課題を視覚的に明瞭に提示すること）することで，ASD者とのコミュニケーションの基盤を作ることができる。

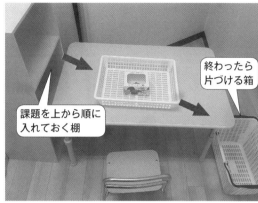

終わったら片づける箱

課題を上から順に入れておく棚

● **ワークシステムの例**

応用行動分析（applied behavior analysis：ABA）

　応用行動分析（applied behavior analysis：ABA）は，オペラント条件づけの考えに基づく行動療法の1つである。ABAでは，行動の ABC フレームを用いてある行動（Behaviour：B）がどのような状況（Antecedence：A）で起きて，その後どのような結果（Concequence：C）であったのかという観点から子どもの行動を分析する[1]。

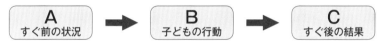

A すぐ前の状況　➡　**B** 子どもの行動　➡　**C** すぐ後の結果

● **行動の ABC フレーム**

　AやCが原因でBが起こりやすくなることを強化という。たとえば，子どもは親に褒めてもらうこと（C）によって，お手伝いをする（B）。また，AとCによって事態が変化しないことでBが減少することを消去という。たとえば，おもちゃをもらえない（AとCは不変）ことを理解すると，駄々をこねなくなる（Bの減少）。ある行動を起こりやすくするために与えるヒントや手助けのことをプロンプトという。たとえば，「いただきます」を言わなかった子どもに，「何て言うんだっけ？」とか「いた……」とか大人がヒントを与えることを指す。

機会利用型指導法

　日常生活のある特定の文脈を用いて，おもに要求表現などの言語習得に効果的に利用する指導法のことである。たとえば，小学校では毎日給食の時間がある。この毎日のルーティンを利用して，給食係の生徒や先生に「牛乳ください」といった要求表現をできるような環境設定をし，子どもからの表出を確立する。

伝達場面設定型指導法

　大人との繰り返しの共同作業を通じてやりとりの型を学び，要求以外の様々な伝達について指導する方法のことである。たとえば，お買い物ごっこでパターン的な型を作り，そこに「いらっしゃいませ」「こんにちは」「何がいいですか」などやりとりのある表出を目標にする。

ソーシャルスキルトレーニング

　集団場面への不適応や対人関係を作ることの困難さに対して，モデルを示したりロールプレイを通して社会性を学ぶ方法である。たとえば，隣の席の人に声をかける方法について，実際に大人がやって見せたり，子どもとロールプレイをして，コミュニケーションの方法を学ばせる。

解答

❸ ⑨相互作用，⑩機会利用，⑪伝達場面設定型，⑫ソーシャルスキルトレーニング

❷ ④オペラント条件づけ，⑤ ABC フレーム，⑥強化，⑦消去，⑧プロンプト

❶ ①胸骨圧迫，②構造化，③共同治療教育

❶AACの定義について空欄を埋めなさい。

● AACとは，日本語では（ ① ）といわれる。

● AACの技法は用いる手段によって3つに分類される。 物を用いない（ ② ）コミュニケーション，電子技術による機器を使用しない（ ③ ）コミュニケーション，電子技術による機器を使用する（ ④ ）コミュニケーションである。

❷ローテクコミュニケーションについて空欄を埋めなさい。

● 利用される視覚的記号としては，絵や写真，図形シンボル，文字などである。一般的に普及している絵記号がいくつかある。世界的に最も普及している絵記号としては（ ⑤ ）がある。日本の国内でよく使われているものとしては（ ⑥ ）がある。ロービジョンの人にも視認性の高い黒地に白の図形の（ ⑦ ）も普及している。

● 絵カード交換式のコミュニケーションシステムである（ ⑧ ）は，ASD児に対してよく使われている。

● コミュニケーションツールとしては，上記の視覚的記号を使用したコミュニケーションカード，（ ⑨ ），コミュニケーションブックなどがある。

● 視覚的記号だけではなく身振り記号も使われる。イギリスで開発された（ ⑩ ）は知的障害児への指導でよく使われている。

❸ハイテクコミュニケーションについて空欄を埋めなさい。

● コミュニケーションツールとして，音声出力のできる機器のことを（ ⑪ ）という。近年では，iPadをはじめとしてタブレット端末上の音声出力可能なアプリを使う機会が増えている。

🗒️**MEMO**

▶ AAC は脳性まひ児だけでなく知的障害児や発達障害児にも適用されている。

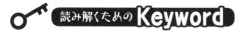

読み解くための **Keyword**

AACの定義

　AACとは augmentative and alternative communicationの略で，日本語では補助代替コミュニケーションと訳される。障害のため意思疎通が困難な人のコミュニケーションを補償する研究や臨床のことを指す。

ローテクコミュニケーション

　電子技術による機器は使用しないが何らかのものを使用してコミュニケーションを行う方法である。写真や絵，文字だけでなく，特別な絵記号や身振り記号を使う方法がある。

絵記号

　世界的に最も普及している絵記号としては PCS (Picture Communication Symbols) がある。PCSには 30,000 語を超える語彙があり，Boardmaker®というアプリから有償ダウンロードして使用する。日本の国内でよく使われているものとしては Drops (Dynamic and Resizable Open Picture Symbols) がある。日本製で 2014 年の段階で 1,701 語の語彙数があり，ドロップレット・プロジェクト (http://droplet.ddo.jp/) より無償ダウンロードできる。iPhone向けのVOCAアプリなどとも連動している。

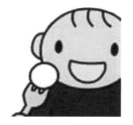
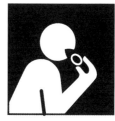

● **絵記号の例**
左から Drops，JIS絵記号での「食べる」

PIC (Pictogram Ideogram Communication) のシンボルは黒地に白の図形で，JIS絵記号との共用が進んでいる。オフィス・スローライフによるピクトグラム＆コミュニケーションのサイト (http://pic-com.jp/) よりダウンロードできる (JIS絵記号のみ無償)。単純なデザインのため，年齢が高くなっても使いやすい。

PECS® (Picture Exchange Communication System®)

　ASD児に対して効果があるといわれている絵カード交換式のコミュニケーションシステムとして PECS® がある。PECS® は Bondy と Frost によって開発された AACの 1 つで，ABAの概念に基づきスモールステップで要求から叙述表現まで獲得できるマニュアルが開発されている。

マカトンサイン

　知的障害児に対して身振り記号を用いたコミュニケーションの方法としてマカトンサインがある。イギリスで開発された方法で，音声言語・動作によるサイン・線画シンボルを同時に用いる。

ハイテクコミュニケーション

　電子技術による機器を使用したコミュニケーションのことを指す。音声出力できる機器のことを VOCAという。ビッグマックやクイックトーカーなどの機器だけでなく，パソコンやタブレット端末，スマートフォンなどで音声出力可能なアプリケーションによりコミュニケーションする方法がある。

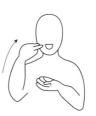
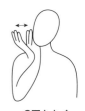

2回たたく

● **マカトンサインによる「ごはん」「おいしい」の動作とその線画**
〔松田祥子，他：日本版マカトン・サイン線画集第 5 版．日本マカトン協会，2000 より改変〕

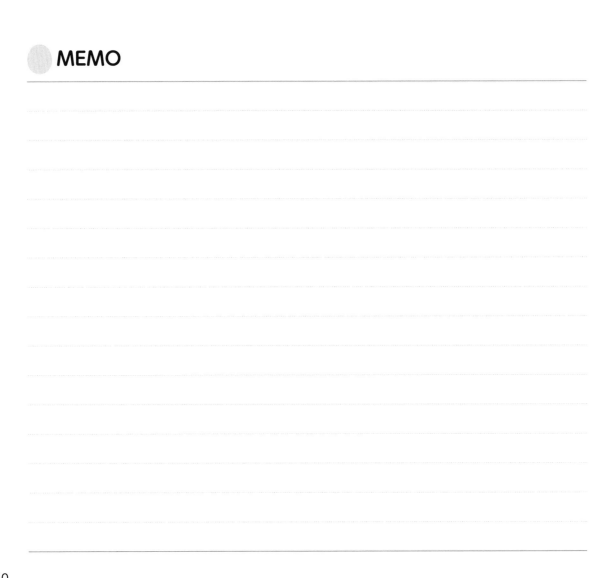

MEMO

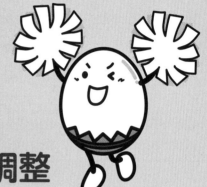

第 **4** 章

言語発達障害の環境調整

この章では，子どもたちに対する個別訓練以外の方法として環境調整について説明します。子どもの支援において環境調整は非常に重要な役割を果たします。あわせて，近年目まぐるしく変わる保健・福祉の各制度についてもおさえておきましょう。

1 障害の早期発見・早期療育

❶乳幼児健康診査について空欄を埋めなさい。

- 1965 年，母子保健法の中で乳幼児健診が位置づけられた。幼児に対する健診は，満 1 歳 6 か月を超え 2 歳未満の児を対象とする（　①　）健診と，満 3 歳を超え 4 歳に満たない児を対象とする（　②　）健診がある。（　③　）が実施する決まりである。
- 健診の目的は，子どもの健康管理や障害の（　④　）などが含まれる。
- 1 歳半健診では言語発達についての聞き取りがある。3 歳児健診では言語発達とともに（　⑤　）の健診も含まれる。

❷早期の療育システムについて空欄を埋めなさい。

- 乳幼児健診にて言語発達の問題が発見された場合，保健所が主催する子育て支援教室などへの参加を促す。その後，地域の療育施設を紹介する。通所施設として地域の中核的な役割を担う施設として（　⑥　）がある。もっと身近な通所事業としては（　⑦　）があり，就学している児童が通所する施設としては（　⑧　）がある。

MEMO

▶乳幼児健診は障害の早期発見に対して重要な役割を果たしている。早期発見から早期療育へつなげることが課題である。

読み解くための Keyword

乳幼児健診

　1965 年，母子保健法により乳幼児健康診査が定められた。市町村単位で実施することとなっている。幼児に対する健診は，満 1 歳 6 か月を超え 2 歳未満の児を対象とする 1 歳半健診と，満 3 歳を超え 4 歳に満たない児を対象とする 3 歳児健診は市町村が必ず行う必要がある。一方，1 歳未満の乳児が受ける乳児健診については，行う時期は自治体に委ねられている。

　健診の目的は，子どもの健康管理（歯科健診による虫歯の予防など）や障害の早期発見・早期指導などが含まれる。言語発達の遅れは 1 歳半健診や 3 歳児健診で発見されることが多い。

　1 歳半健診では言語発達についての聞き取りがある。たとえば，有意味語が 5 語以上あるか保護者に質問をする。そのほか，コミュニケーションに関するアイコンタクトや指差し，模倣を観察する。3 歳児健診では言語発達とともに聴覚の健診も含まれる。言語発達については氏名や年齢が言えるか，2 語文を話すかなどについて確認する。聴覚については囁語法や指こすり法で確認する。3 歳児健診で聴覚の問題を見逃すと就学時健診まで聴覚を検査する機会がないので，見落とさないようにしたい。

児童発達支援センター

　児童福祉法に定められている通所施設として地域の中核的な役割を担う施設である。従来の障害児通所施設（知的障害児通園施設，難聴幼児通園施設，肢体不自由児通園施設）は，医療の提供の有無により児童発達支援と医療型児童発達支援に移行した。児童発達支援センターは通所機能と地域支援（保育所等訪問および障害児相談支援事業）を行う。医療型児童発達支援の場合は，これらの機能にあわせて医療的な治療を行う。

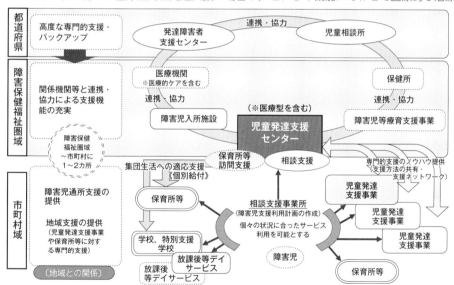

● 地域における児童発達支援センターを中核とした支援体制のイメージ
〔厚生労働省：障害児支援の強化について. 障害保健福祉関係主管課長会議等資料. 平成 23 年 6 月より一部改変〕

児童発達支援事業

　障害をもつ幼児にとって身近な地域（イメージとして中学校の校区）での通所支援事業のことである。また，障害をもつ学童の地域での身近な通所支援事業としては放課後等デイサービスがある。

2 特別支援教育

❶特別支援教育の理念について空欄を埋めなさい。

- デンマークの Bank-Mikkelesen による知的障害者への可能な限り通常の生活を保障する運動が（　①　）思想の起こりである。その後，包摂を意味する（　②　）の思想が広まってきた。
- 1994 年ユネスコによりサマランカ声明が採択された。この声明では，特別なニーズの教育とともに（　③　）教育の推進を打ち出した。
- 1994 年国連の国際人権条約の中に障害者権利条約として（　④　）の概念が定義され，教育においても④の提供が必要とされている。

❷わが国の特別支援教育について空欄を埋めなさい。

- 特別な支援を必要とする児童は，特別支援学校や，小中学校に置かれている特別支援学級に在籍したり（　⑤　）での指導を受けている。
- 特別支援学校は地域における特別支援教育の中核的役割を担っている。各小中学校では，（　⑥　）が配置され，個別の教育支援計画を作成する。

❸特別支援教育における言語聴覚士の役割について空欄を埋めなさい。

- 特別支援教育のニーズが高まり，教員だけでの対応には限界がある。そこで，文部科学省は，それぞれの学校が病院などに勤務する言語聴覚士を外部専門家として（　⑦　）することを推進している。しかし，学校の職員として採用する（　⑧　）はまだ進んでいない。
- 学校における言語聴覚士の活用の例として，言語聴覚士は依頼を受けて（　⑨　）として学校教員に助言を行う。

MEMO

▶障害者にとって②の思想はとても重要であり，言語聴覚士もこの思想をよく理解しておく必要がある。

読み解くための **Keyword**

ノーマライゼーション

　障害者が健常者と同じように平等に生きる社会環境を整備することを目指す思想のことである。1950年代知的障害者の多くはコロニーとよばれる施設に隔離されていた。デンマークの行政官であった Bank-Mikkelesen は知的障害者親の会からの要望により，知的障害者には特別な支援が必要であるが，それは囲い込むことではないこと，健常者と同じ生活を保障することが大切であることを説いた。

インクルーシブ教育

　障害者の権利に関する条約第24条には，「インクルーシブ教育」の概念が示されている。インクルーシブ教育とは，人間の多様性を尊重し，障害のある者と障害のない者がともに学ぶ仕組みであり，障害のある者が「教育制度一般」から排除されないこと，自己の生活する地域において初等中等教育の機会が与えられること，個人に必要な「合理的配慮」が提供されること，などが必要とされている。

合理的配慮

　障害のある子どもには，ほかの子どもと平等に教育を受ける権利があり，その権利を使うことができるように学校側が適切な変更や調整を行うことを指す。ただし，学校にとって体制面や財政面においてバランスが悪かったり，過度な負担を課さないものとする。

通級指導教室

　小・中学校に通う比較的障害の程度が軽い子どもが，通常の学級に在籍しながらその子の障害特性に合った個別の指導を受けるための教室のことで，対象となるのは，言語障害，自閉症，情緒障害，弱視，難聴，学習障害，ADHDなどである。2015年度には小学校3,693校で設置されており，さらなる充実が求められている。

特別支援教育コーディネーター

　特別支援教育コーディネーターは，それぞれの学校で特別支援教育を推進する専門職としての教員のことである。保護者や担任教師の相談窓口となり，校内関係者や地域の諸機関との連絡・調整を行い，支援を必要とする児童生徒への教育的支援の充実を図る。

特別支援教育における言語聴覚士との連携

　特別支援教育のニーズが高まり，教員だけでの対応には限界がある。そこで，文部科学省は，それぞれの学校が病院などに勤務する言語聴覚士を外部専門家として活用することを推進している。しかし，学校教員にとって ST の認知度は高いとはいえず，また ST を知っていたとしても構音障害や吃音に対応できることは知っていても学習障害や自閉症に対応できることはあまり知られていない[1]。連携のためには ST とその専門性の理解を図ることが今後の課題である。

　学校の職員として採用する配置はまだ進んでいない。これは，学校教育法において子どもの教育をつかさどるのは教諭であるとされており，ST の免許証のほかに教員免許を必要とするためであろうと推測される[2]。

3 家族支援

■家族支援の内容について空欄を埋めなさい。

- 子どもの発達についていろいろな悩みをもつ保護者に対して，発達相談を通して（　①　）を形成し，保護者の考えを受容しながら相談を進める。さらに，先の見えない育児に不安をもつ保護者に対して，子育てに自信を持つことができるよう支援する。
- 保護者に対しての専門的なカウンセリングや，（　②　）やその疑いのある家族への専門的な介入を必要とすることもある。
- 家族支援の方法としては，保護者に対して障害特性やかかわり方の具体的な方法を指導し，同じような障害児を育てている仲間を見つけることをねらいとした（　③　）がある。
- 保護者だけでなく，障害児の（　④　）への支援も必要とされている。
- 障害のある子どもをもつ保護者が，悩みを一人で抱え込み孤立しないように，地域の（　⑤　）への参加を促す。親の会では，同じ悩みをもつ保護者同士が語り合う（　⑥　）を行ったり，障害や子育てについて学ぶ勉強会などが行われている。

MEMO

▶子どもを対象とする言語療法では，子ども本人の支援だけでなく家族を支援する視点が必要となる。

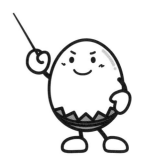

読み解くための Keyword

児童虐待

　障害のある子どもが虐待の被害者となるケースがあとを絶たない。被虐待児の半数余りに発達障害の診断があったとする研究もある[1]。児童虐待とは，身体的虐待，性的虐待，ネグレクト，心理的虐待の 4 つを指す。児童虐待の件数は年々増加しており，死亡事例も相次いでいる。しかし，児童相談所や相談機関が不足しており，社会的養護体制も不十分なままである。早期発見・早期対応だけでなく，虐待の予防も重要である。というのも，児童虐待の後遺症として発達障害に類似した臨床像を呈することがあるからである。

ペアレントトレーニング

　障害のある子どもへの早期支援の 1 つとして，養育者支援があげられる。ペアレントトレーニングは，養育者が子どもの障害特性を理解し，適切なかかわりをできることを目標としている。適切なかかわりのためには，まず子どもの行動を観察できるように指導する。ADHD などの場合，ABA（詳細は p. 57）に基づいた行動観察を指導することが多い。ペアレントトレーニングの結果，養育者は肯定的なかかわりが増え，否定的なかかわりが減少する。さらに，同じ境遇の子育てをしている仲間作りも目標にしている。そのため，養育者自身の抑うつ傾向が減少する効果がある。

　ペアレントトレーニングの必要性は多くの自治体で認められているが，全国一律に普及しているとまではいえない。医療の診療報酬の中で行うにしろ福祉的サービスとして行うにしろ，予算の問題や事業を担う専門職の不足などクリアすべき問題が残されている。

親の会

　障害のある子どもをもつ親同士が支えあう親の会活動も家族支援の重要な一翼を担っている。同じ悩みをもつ保護者同士が語り合うピアカウンセリングや，障害や子育てについて学ぶ勉強会などが行われている。

4 地域支援

■1地域での子育て支援について空欄を埋めなさい。

- 未就学児は，保育所や幼稚園，教育と保育を一体的に行う（ ① ）などを利用する。
- 保護者が就労している就学児が放課後に通うことのできる施設として（ ② ）の需要が増大している。
- 地域で生活する保護者が子育てに関して孤立しないよう，保護者同士の相互交流や気軽に相談できる場の提供として（ ③ ）が市町村を実施主体として行われている。

■2児童発達支援における地域支援について空欄を埋めなさい。

- 障害のある子どもたちが適切な支援を受けることができるよう，関係諸機関が（ ④ ）するよう求められている。保育所や幼稚園に通う言語発達障害のある子どもたちに対しては，園と言語聴覚士の連携が不可欠である。通所支援制度としては，（ ⑤ ）の事業を利用して，園訪問を行う。そこで，園での活動を観察し，園のスタッフとカンファレンスを行う。
- 子どもとその保護者に対して，ライフステージを通して切れ目のない支援が必要となる。小学校や中学校へ入学するときなどに，新しい環境へ適応できるようにその子どもの状況などを就学先に情報提供することを，（ ⑥ ）という。さらに，就職を希望する障害者に就職に必要なスキルアップなどをサポートすることを（ ⑦ ）という。

📝**MEMO**

▶障害のある家族が地域で生活するために，使える社会資源を理解しておくことが重要である。

📝**MEMO**

▶障害のある子どもが地域社会に参加（インクルージョン）できるよう，言語聴覚士が後方支援の役割を果たすことが，地域支援で求められている。

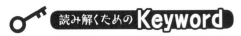

認定こども園

　教育と保育を一体的に行う施設のことで，幼稚園と保育所の両方の機能をもっているともいえる。具体的には，保護者が働いているかどうかに関係なく就学前の子どもを受け入れて教育と保育を提供し，子育て不安に対する育児相談や親子の集いの場を提供し地域における子育て支援を担う施設である。

放課後児童クラブ

　児童福祉法の放課後児童健全育成事業に対するおける施設のことで，一般的には学童保育などといわれる。放課後の時間帯に，保護者が就労や介護のため家庭に不在となる留守家庭児童に対して，遊びや生活の場を提供している。

地域子育て支援拠点事業

　地域で生活する保護者が子育てに関して孤立しないよう，保護者同士の相互交流や気軽に相談できる場が必要とされている。4 つの基本事業として，子育て親子の交流の場の提供と交流の促進，子育てなどに関する相談・援助の実施，地域の子育て関連情報の提供，子育ておよび子育て支援に関する講習などの実施があげられる。

保育所等訪問支援事業

　障害児に対する地域支援の形態の 1 つ。児童発達支援センターの専門職員（言語聴覚士を含む）が，保育所等を利用する障害のある子どもと保育者を支援するために訪問する。そこで，訪問した施設での活動を観察し，訪問先のスタッフとカンファレンスを行い，子どもにとってよりよい支援について話し合う。

移行支援

　障害のある子どもとその保護者や成人の障害者にとって，ライフステージを通して切れ目のない支援が必要となる。小学校や中学校へ入学するなど，新しい環境へ適応できるようにその子どもの状況などを就学先に情報提供することを就学移行支援という。障害のある学生が就職したり，成人の障害者が就職・転職するときに就職に必要なスキルアップなどをサポートすることを就労移行支援という。

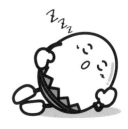

文　献

●引用文献●
第 1 章　言語発達障害の歴史
1)　玉村公二彦，他 (編)：第 5 章 118・日本における障害児教育のはじまり．キーワードブック特別支援教育インクルーシブ教育時代の障害児教育．クリエイツかもがわ，254-255 , 2015

第 2 章　言語発達障害の基礎
2　言語発達の各段階における特徴─①前言語期
1)　Gibson EJ, WalkRD：The "visual cliff". Sci Am 202：64-71，1960

2　言語発達の各段階における特徴─③幼児期前期
1)　小椋たみ子：日本の子どもの初期の語彙発達．言語研究 132：29-53，2007

2　言語発達の各段階における特徴─⑤学齢期
1)　Jolliffe T, et al.：The Strange Stories Test：a replication with high-functioning adults with autism or Asperger syndrome. J Autism Dev Disord 29：395-406, 1999

3　関連する障害における言語の特徴─⑥脳性まひ・重複障害
1)　岡田喜篤 (監)，小西　徹，他 (編)：第 1 章　重症心身障害児 (者) の療育と理解．新版重症心身障害療育マニュアル．医歯薬出版，14，2015

第 3 章　言語発達障害の臨床
2　言語発達障害の支援─⑧支援技法 (2)
1)　上村裕章，他：第 1 部　ABA って何だろう？　発達障がい ABA ファーストブック．学苑社，13，2010

第 4 章　言語発達障害の環境調整
2　特別支援教育
1)　中村達也，他：特別支援教育における小学校教員と言語聴覚士の連携に関する調査．言語聴覚研究 11：166-174, 2014
2）岡崎　宏，稲川　良：特別支援教育におけるリハビリテーション専門職の役割─言語聴覚士の立場から．地域リハ 13：825-830，2018

3　家族支援
1)　杉山登志郎 (編)：発達障害医学の進歩 28 発達障害とトラウマ総論．診断と治療社，1-14，2016

●**参考文献**●

- 大伴　潔：言語発達支援研究から見た指導アプローチの類型化—欧米の指導法研究から．発達障害支援システム学研究 5：37-48，2006
- 岡田　俊：ADHD治療ガイドラインにおける atomoxetine の位置づけ．脳 21　13：192-200，2010
- 齊藤万比古（編）：注意欠如・多動症—ADHD—の診断・治療ガイドライン．第 3 版，じほう，2008
- Brown TE（著），山下裕史朗，他（監訳）：ADHD集中できない脳をもつ人たちの本当の困難．診断と治療社，2010
- 小川喜道・杉野昭浩（編著）：よくわかる障害学．ミネルヴァ書房，2014
- 倉井成子（編）：〈S-S法〉によることばの遅れとコミュニケーション支援．明治図書，2006
- Gray C（著），服巻智子（監訳）：ソーシャル・ストーリー・ブック 入門・文例集．改訂版，クリエイツかもがわ，2010
- Gray C（著），門真一郎（訳）：コミック会話　自閉症など発達障害のある子どものためのコミュニケーション支援法．明石書店，2005
- 佐々木正美：自閉症の TEACCH実践．岩崎学術出版社，2002
- 笹沼澄子：ことばの遅れとその治療．大修館書店，1994
- 進藤美津子：上智大学における言語聴覚障害部門の歴史・現状・展望．上智大学外国語学部紀要 45：93-108, 2010
- 関戸英紀：自閉症児に対する日常の文脈を用いた言語指導．川島書店，2016
- 竹田契一，他：インリアル・アプローチ．日本文化科学社，1994
- 玉村公二彦，他（編）：キーワードブック特別支援教育．クリエイツかもがわ，2015
- 平岩幹男：乳幼児健診ハンドブック．改訂第 4 版，診断と治療社，2015
- 藤澤和子，他：視覚シンボルによるコミュニケーション—日本版PIC．ブレーン出版，1995
- Frost R，他（著），門真一郎（監訳）：絵カード交換式コミュニケーション・システム（PECS）トレーニング・マニュアル．第 2 版．それいゆ，2006
- Kaufman AS，他（原著），日本版KABC-Ⅱ制作委員会（訳）：日本版KABC-Ⅱマニュアル．丸善出版，2013
- Naglieri JA，他（原著），前川久男，他（訳）：DN-CAS 認知評価システム　理論と解釈のためのハンドブック．日本文化科学社，2007
- 佐竹恒夫，他：質問-応答関係検査　実施マニュアル．第 2 版，エスコアール，2004

採点表

第1章　言語発達障害の歴史	1回目	2回目	3回目
1　言語発達障害の歴史	／10	／10	／10
第2章　言語発達障害の基礎			
1　言語発達障害の定義	／18	／18	／18
2　言語発達の各段階における特徴			
①前言語期	／17	／17	／17
②語彙獲得期	／12	／12	／12
③幼児期前期	／12	／12	／12
④幼児期後期	／15	／15	／15
⑤学齢期	／10	／10	／10
3　関連する障害における言語の特徴			
①知的障害	／21	／21	／21
②自閉症スペクトラム障害	／18	／18	／18
③特異的言語発達障害	／9	／9	／9
④学習障害	／18	／18	／18
⑤ADHD	／16	／16	／16
⑥脳性まひ・重複障害	／20	／20	／20

第3章　言語発達障害の臨床	1回目	2回目	3回目
1　言語発達障害の評価			
①発達検査	／9	／9	／9
②知能検査（1）	／17	／17	／17
③知能検査（2）	／20	／20	／20
④言語発達検査	／19	／19	／19
⑤その他の発達に関する検査	／15	／15	／15
2　言語発達障害の支援			
①言語発達段階に即した支援（1）	／13	／13	／13
②言語発達段階に即した支援（2）	／8	／8	／8
③障害別の支援（1）	／9	／9	／9
④障害別の支援（2）	／13	／13	／13
⑤障害別の支援（3）	／10	／10	／10
⑥障害別の支援（4）	／11	／11	／11
⑦支援技法（1）	／9	／9	／9
⑧支援技法（2）	／12	／12	／12
⑨支援技法（3）	／11	／11	／11
第4章　言語発達障害の環境調整			
1　障害の早期発見・早期療育	／8	／8	／8
2　特別支援教育	／9	／9	／9
3　家族支援	／6	／6	／6
4　地域支援	／7	／7	／7
合　計	／402	／402	／402

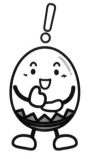

このドリルの問題を解くことで，言語発達障害学の講義の復習や国家試験の対策ができましたか。設問だけでなく，解説にも重要な語句やテーマがたくさん書かれていますので，問題を解くだけでなく解説もしっかり読み，さらに理解を深めてください。このドリルを繰り返し学習することで，言語発達障害学の全体像が見えてくるでしょう。

● 索 引

授業・実習・国試に役立つ

言語聴覚士ドリルプラス　言語発達障害　　ISBN978-4-7878-2456-1

2020年9月18日　初版第1刷発行

編　集　者	大塚裕一	
著　　　者	井﨑基博	
発　行　者	藤実彰一	
発　行　所	株式会社　診断と治療社	

〒100-0014　東京都千代田区永田町2-14-2　山王グランドビル4階

TEL：03-3580-2750（編集）　03-3580-2770（営業）

FAX：03-3580-2776

E-mail：hen@shindan.co.jp（編集）

　　　　 eigyobu@shindan.co.jp（営業）

URL：http://www.shindan.co.jp/

表紙デザイン	長谷川真由美（株式会社サンポスト）
本文イラスト	松永えりか（フェニックス），長谷川真由美（株式会社サンポスト）
印刷・製本	広研印刷株式会社